민족 의학 자산

# 한약업사 고령자 경험방 채록집

3호

최효영 선생 특집

**치험사례 64편**

한약업사 고령자 경험방 채록사업단

| 통합방제 한의학회 고령자 채록단 | 태극임상 한약학회 고령자 채록단 | 한약협회 경험방 전승 채록단 |

## 저자 최효영 한약업사 1952.4.30. 경남 합천 출생

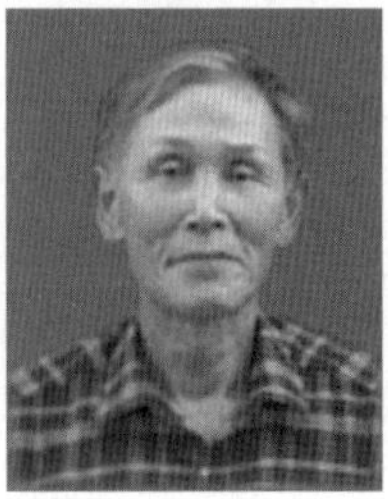

- 기초학력

1958년. 경남 합천군 옥계초등학교 입학. 거창군 창남국민교로 전학

1967년-70년. 부산시 동래구 전포동 동성고등학교 입학~졸업

1971년-74년. 21세 육군입대 24세 만기 재대

1975년-76년. 부산시 실업전문대학 입학뒤 1년 수료

- 한약경력

1962년-70년. 거창군 창남초등 3학년- 중,고등학교 하교후 휴일, 한약방 보조업무
한약재 창고정리. 한약재 절단 한약재 수치 환약제조 기초 40여처방 습득 처방보조

1974-83년. 재대. 74~83년 한약업사 시험때까지 한약조체 상담보조. 선친께 임상 학습

1981-83년. 한약업사 시험 대비. 동의보감 방약합편 의학입문 등 집중암기 재학습

1983년. 32세때 전국 한약업사 경남지역 시험. 지역고시 최고득점자 1인으로 합격

1984년. 33세때 경남 김해시 주촌면 천곡리. 선친의 상호로 신천당 한약방 개업

1984년-2023년. 11월 현재 72세까지 40년간 신천당 한약방 운영

- 학회경력

2023년. 전국 한약사 태극학회 학술고문 위촉

2023년. 11월 경희대 한약학과 초청 강의 임상40년의 경험 전승. 64처방

2023년. 12월 한약업사 고령자 경험방 채록집 3호. 최효영 선생 특집 출간

- 선친 한약경력

선친 최성술님의 호는 신천, 부산에서 83세때 별세(1915년~1997년)

제가 출생전부터 선친은 시골동내서 몇첩 약 지어주다가 무허가 한약업을 하게됨

시골동네에서부터 사람들이 선친 아호를 따라 신천 약방이라 불렀음

1964년. 선친 경남 한약업사 시험 합격한 뒤 동래서 개업

1966년-96년. 부산 동래 명륜동에서 신천당 한약방. 문전성시로 유명

## 형식통일 교정 이종대 한약업사 1946.11.18. 경북 김천 출생

- 기초학력

2019년 4월. AMERICAN LIBERTY UNIBERSITY 명예 한의학박사

1997~2002년. 호북중의대 중의학과 졸업

- 저서

– 한약처방 병약도표 변비(도서출판 정담. 2018)
– 30처방으로 보는 한방병리 전3권(도서출판 정담. 2009)
– 새로보는 방약합편 전4권(청홍. 2006)
– 새로보는 빈용202처방(도서출판 정담. 2005)
– 새로보는 빈용101처방(도서출판 정담. 2004)
– 감기의 한약치료 전2권(도서출판 정담. 2002)

민족 의학 자산

# 한약업사 고령자 경험방 채록집

## 3호

### 최효영 선생 특집 **치험사례 64편**

# 고령자 채록집 3호 특집에 즈음하여

2000년 3월 고령자 채록집 2호를 출간한 이래 기회가 주어질 때마다 틈틈이 고령자 채록작업은 계속 이어 왔었다. 그러나 이후 23년 동안은 다른 학술 업무나 강의 일정들이 겹치느라 그간에 채록된 내용들을 집약하여 중간 중간 채록집으로 발간하지는 못하였다.

이번에 마침 많은 사례들을 정리하던 중에 여러 놀라운 경험들이 집약된 최효영 선생님의 채록 사례들이 확인되어서 이를 묶어서 고령자 채록집 3호로 출간하기로 하였다.

선생님께서는 초등학교의 어린 시절부터 번성했었던 부친의 한약방 일을 거들어 주느라 작두로 한약재를 썰기도 하고 여러 한약재를 직접 수치도 하고 약재 창고정리도 하는 등, 때로는 부친의 곁에서 한약을 몇 첩씩 짓기도 하고, 환자가 복용했던 경과를 곁에서 직접 들어가며 스쳐가는 귀동냥으로 실전의 공부를 어려서부터 해오신 분이다.

이러한 경험을 기반으로 한약업사 시험에 합격 뒤 한약방을 개업하신 이후에도 부친의 경험 뿐만 아니라 평생을 통해 얻거나 깨달은 값진 경험이 담긴 구체적인 사례들을 후학들을 위해 기록해 오셨다.

이러한 귀중한 기록들이 널리 알려져 많은 한의학도들이 참고하거나 활용하기를 바라며 이를 통하여 불편하거나 아픈 이들에게 적합한 병증에 적용되어 고통이 줄어들기를 바라는 마음이 깃들어 있다.

또한 최효영 선생님의 채록작업에 참여하여 시간과 정성을 아끼지 않았던 한의사, 한약사, 한약업사 선생님께도 감사인사를 드리며, 아울러 고령자 채록사업에 많은 성원을 해주시고 후원을 아끼지 않는 여러 한의사, 한약사, 한약업사 선생님께도 감사의 인사를 드린다.

한약업사 고령자 경험방 채록사업단 학술고문 **이 종 대**

## 최효영 선생 채록사업팀

**채록** 김동관 한의사 　김정희 한의사 　이필환 한의사
김귀선 한약사 　이종대 한약업사

**편집** 김귀선 한약사 　박주호 한약사 　이종대 한약업사

**교정** 김정희 한의사 　곽미주 한의사
김귀선 한약사 　심규영 한약사
김희주 대구 본4년 　정자연 경희 본4년 　이소민 동의 본4년

# 감사의 글

최효영 선생님의 치험사례 64편을 준비하면서

고령자 채록사업을 하면서 「마을에 노인 한 분이 돌아가시면, 훌륭한 도서관 하나가 사라진다」는 서양속담 생각이 났습니다. 풍부한 경험이 녹아있는 의학경험은 보배이기 때문입니다.

유사이래 한약업사, 한의사 선생님들이 선대로부터 물려받은 수많은 경험들과 젊은 시절부터 수 많은 환자를 평생동안 만나고 치료하면서 터득하신 소중한 경험과 깨달음의 기록은 민족의학인 한의학(韓醫學)의 귀중한 의학적 자산(資産)이자, 살아있는 한의학의 보물(寶物)입니다.

자자손손 전승되고 발전시켜야 할 귀중한 의학경험 이야말로 질병치료는 물론, 건강유지를 위해 보존 되고 이어가야 할 우리 민족의학의 자산이자 가치이며 고령화로 인한 기억상실과 사망으로 경험이 가득한 의학자산의 보고(寶庫)들이 연기처럼 흩어지고 사라져 다시는 찾을 수 없는 길을 갈 상황이므로, 이에 대한 준비와 대책이 필요한 마지막 기회이기 때문입니다.

그동안의 소흘로 많은 비법들이 전승되지 못하고 사라지기도 했지만 평균나이 80대인 이 분들이 살아계실 때 그나마 남아있는 구체적인 경험들을 채록을 해야 보존할 수 있습니다.

다행히도 평소 존경해 온 경남 김해의 신천당한약방 최효영 선생님께서는 선친에 이어 평생 동안의 경험하신 내용들을 꼼꼼히 기록하여 후학들에게 남겨주셨습니다. 금보다 더 귀하다는 보배같은 경험들을 읽느라면 재미도 있지만 가슴엔 말로 다 못할 고마움이 가득해집니다.

그리고 바쁜 일정에도 불구하고 귀한 임상 기록들을 후학들이 알아보기 쉽게 잘 소개해주신 할아버지 한약방 이종대 선생님께도 깊은 감사를 드립니다.

이번 채록집이 한의학의 발전과 후학들의 임상 실력 증진에 밑거름이 될 수 있다고 확신하며 저희 후학들은 선배님들의 고귀한 뜻을 잇고 받들어 더욱 더 정진할 것을 다짐합니다.

감사합니다.

한약업사 고령자 경험방 채록사업단장
대한 통합방제 한의학회 채록단
서울 강남 소잠한의원
원장 안 경 모

# 감사의 글

감사의 마음을 담아

이번 최효영 선생님의 임상경험이 책으로 엮어서 나온다는 말을 듣고 감사 말씀을 드립니다.

20여년 전에 이종대 선생님의 연구소에서 태극지를 통해서 처음 알게 된 한약업사 선배님들의 치험례(고령자 채록사업)를 보면서 임상의 다채로운 경험이 주는 많은 다양한 정보에 놀랐습니다.
이야기 속에 담겨있는 구체적인 정황과 증상 그리고 경험에서 나오는 다양한 한약의 정보, 치유경험 등은 지금까지 공부하던 다른 책들에서는 볼 수 없던 중요한 의학 자산이었습니다.

처음에는 그냥 공부한다는 마음으로 읽고 한약이 이렇게 다양하게 효과를 낼 수 있음에 감탄하면서 보기만 하였습니다.
하지만 이런 많은 자료들이 그냥 손쉽게 얻어지는 것이 아님을 선생님과 여러 지역에 계신 한약업사 선생님들의 경험을 직접 뵙고 채록을 해 가면서 알게 되었습니다.

한약을 하시던 많은 분들의 대부분이 비방이라는 명목으로 정보의 노출을 꺼려하거나 나이가 들어 경험은 많으나 구체적인 기억을 해내지 못하는 등의 여러가지 제약조건이 많았습니다. 또한 한약의 쓰는 방식이나 이해하고 적용하는 방법, 그리고 고방, 후세방, 사상방 등을 배우고 이해하는 방식이 서로 다르기에 각각의 설명이 달라서 일정한 기준 안에서 경험을 담아내는 것이 아주 어렵다는 것을 알게 되었습니다.

같은 자리에서 동시에 듣고 필기를 해도 이종대 선생님의 설명을 들어야 겨우 이해되는 수준으로 정리를 할 수 있었습니다. 따라서 자료를 남기는 것 자체가 쉽지 않은 일이었습니다.

많은 질문과 대답에서 옥고를 얻어내는 과정을 생각하니 경험을 나누어주신 최효영 선생님과 기획하시고 준비하신 선생님의 고생이 눈에 보이는 듯 합니다.

다시 한번 그 동안의 임상 경험을 후배들을 위해 아낌없이 알려주신 최효영 선생님께 감사의 말씀 전합니다.

선생님 경험을 꼼꼼히 읽고 또 읽어서 잘 배우도록 노력하겠습니다.

감사합니다.

한약업사 고령자 경험방 채록사업단
태극한약 임상학회 채록단장
경희참한약국
이 윤 호

# 서문

## ◐ 자라온 길

본인은 현재 72세로 한약업사의 평균나이가 80대이니 가장 젊은 나이에 속하는 편이다. 본인은 1952년 6.25동란 중 경남 합천군 봉산면 술곡리 라는 조그마한 산골 마을에서 태어났다. 7세 때 합천의 봉산면 술곡에 있는 옥계국민학교에 입학해서 1년을 다니다가 이웃 군인 거창군에 있는 창남 국민학교로 전학을 가게 되었다. 부친께서 거창읍 송정리에서 한약방을 이전했기 때문이었다.

집에서 한약방을 하니 자연스럽게 약제사와 가족 모두가 한약을 빻고 환약도 만들고 하는 일들을 하게 되었고, 나는 어린 국민 학생인 꼬맹이 때부터 한약방 일을 거들면서 약을 썰고 창고를 정리하고 약을 수치도 하는 등은 내 몫이 되었다. 그런데 싫지는 않았다.

형님은 항상 전교에서 다섯 손가락 안에 들 정도로 공부를 잘 하는 수재이셨고, 저는 공부에 취미가 없었다. 부모님께서는 두 형제가 살아있는 것만으로도 다행이라 생각하셔서 절대로 공부를 하라는 말씀이 없었다. 형님은 하교하여 사람들이 붐비는 집보다는 책가방을 가지고 들이나 정자에 가서 공부를 하느라 밤 외에는 거의 집에 없었고 저는 한약방의 여러 일을 도맡아 하다 보니 한약방의 붙박이였다.

내가 국민학교 5학년 초. 아버지의 한약업사 합격으로 부산의 금정국민학교에 전학을 가게 되었다. 나는 공부를 뒤로한 채 한약방 일만 하다가 학업에 기초가 안 되어 있어서 중학교 진학도 고등학교 진학도 턱걸이로 입학하였고, 대학도 떨어져 포기를 하고 있다가 제대 뒤 겨우 입학하였다. 어려서부터 공부와 담을 쌓고 자라왔던 터라 어쩌면 당연한 결과라고 생각을 한다. 군 제대 후 전문대학에 입학하여 다니다가 내 길이 아니란 생각되어 1학년을 마치고 학교를 중퇴했었다.

1977년 부모님의 중매로 아내와 결혼을 했고 79년생 80년생 연년생으로 두 아들을 낳았고 그 뒤로 32세 때까지 한약방에 일을 도우면서 부친의 곁에서 환자들을 치료하는 것을 보고 거들면서 부친께서 84세로 별세하실 때까지 실질적인 임상공부를 하게 되었다.

그 뒤 1983년 마지막으로 전국에서 실시된 한약업사 국가시험에 경남 김해시 주촌면에 지원해 난생 처음으로 1등으로 합격을 하여 지금까지 40년동안 한약업무에 종사하고 있다.

지금 와서 후회가 되는 것은 부친의 생전에 고통을 줄이고 때로는 목숨을 살려내기도 하는 신험하신 수많은 귀중한 보물과 같은 치료 사례들을 곁에서 모시고 보면서도 기록을 해두지 못한 것이다. 그리고 부친께서는 가난하고 돈 없는 불쌍한 자에게 인술을 많이 베푸셨는데, 이 부분은 나머지 생애 동안 계속 수행하듯이 선친의 뜻을 이어가려고 생각을 하고 있다.

## 동기

부친께서 한약을 공부하게 된 동기는 모친께서 8명의 남매를 출산하셨는데 모두 어릴 때 죽고 형님과 나만 생존하게 되었기 때문에, 낳아서 2~7세쯤 크면 모두 요절하였기에 이러다가 자식을 하나도 못 키울 것 같아 자식들과 가족을 지키기 위해 늦은 나이에 한학자셨던 부친은 한의학 서적을 보며 공부하셨던 것이다. 처음부터 한약방을 하실 생각으로 공부를 하신 건 아니었다.

공부를 하다보니 동네 사람이나 이웃들 중에 아픈 사람이 생기면 책에서 본대로 약을 1,2첩씩 지어주게 되었고 문제는 그 약들이 기가 막히게 치료가 잘 되었다.

이것들이 소문이 퍼지자 사람들이 수시로 찾아오게 되었고 결국은 한약재를 구입하여 써야 할 상황이 되었고 이런 상황이 연이어 생기면서 침도 놓게 되고 한약도 하게 되어 어느새 저절로 한약방을 하게 된 것이다.

보통 한약은 2,3첩만 지어줬는데 당시에는 그 분량으로도 치료가 잘 되었다.

치료가 잘 되자 환자들이 몰려들었고 본의 아니게 무허가 한약방이 된 것이다.

당시에 어린 나는 대부분의 병은 약 2-3첩이면 다 치료가 되는 줄만 알았었다.

## ◐ 아버지와 한약방

합천군 봉산면에서부터 부친의 명성은 명의로 소문이 자자해서 우리 집은 항상 손님으로 만원이었다. 침도 놓고 한약은 그때마다 2~3첩씩 지어주었다.

거창읍으로 옮겨 와서도 소문은 금새 퍼져서 한약방엔 항상 문전성시를 이루었다. 평소에도 하교 후 귀가하면 내가 서 있을 자리조차 없을 정도였다, 특히 5일장인 거창 읍내 장날이면 집과 같이 있는 한약방에는 사람들이 가득 차서 마치 장터처럼 붐비는 것은 말할 것도 없었다.

본인이 국민학교 5학년 때 부친께서 경상남도 한약업사 시험에 응시하여 1등으로 합격하셨고 특전으로 부산에서 개업을 할 수 있게 되어 부산에서 한약방을 개설하게 되었다.

그런데 문제는 이전에 무허가 한약방을 하고 있었던 합천과 거창에서는 소문이 났지만 부산에서 새로 한약방을 개설하니 근 1년간은 흉년까지(계묘년흉년) 겹쳐 거의 환자가 없었다. 그도 그럴 것이 우리 한약방 옆에는 온천장에서 소문난 한의원이 있어서 더 손님이 없었다.

그런데 우연찮게 부친과 같은 나이의 계모임인 온천동 주변의 동갑계에 가입하게 된 뒤로, 누워있던 뼈만 앙상한 형편이 어려운 중풍환자를 무료로 치료해주게 되었다. 부친은 거동을 못하는 중풍 환자에게 1주일에 1번씩 침 1번에 만금탕 2첩을 지어주셨고 7개월이 되자 걷지도 못하던 이 환자가 다 나아서 정상인처럼 언행이 자연스러워졌다.

이 사람의 소개로 옆 동네의 다른 중풍환자를 치료하게 되었고, 이 사람의 중풍도 낫게 되자 또 다른 중풍환자를 소개받아 치료하는 식으로 그 한해에 7명의 중풍환자를 완치시켰다. 특이한 것은 그때 중풍환자 7명 모두에게 준 한약처방이 만금탕 2첩이었다는 것이다.

여러 명의 중풍이 치료되었다는 사실이 조금씩 알려지면서 소문이 나자 환자가 늘게 되었고, 그 결과 전세를 탈피하게 되었고 환자도 거창보다는 적지만 항상 약제사 한 명과 가족이 같이해도 바빴을 정도로 한약방 일이 많아졌었다.

부친께서는 방약합편 위주로 처방을 하셨는데 의학입문, 의종금감, 경악전서, 동의보감 등 여러 의서를 보셨지만 방약합편만큼 요약 정리된 실용적인 책이 없다고 늘 나에게 말씀하셨다.

선친의 위업을 이어가려는 생각으로 아들이 회사를 다니다가 다시 공부를 하여 북경 중의대를 졸업했으나 적성에 맞지 않는다고 그만두었을 때는 하늘이 노랬다. 그나마 다행인 것은 조카가 선친과 나의 성업을 이어 나갈 요량으로 한의사로 개원하고 있으니 적으나마 위안을 삼고 있다.

## ◐ 아버지의 가르침

나는 특별하게 임상에 대해서도 아버지께서 따로 가르쳐 주신 것도 없고 수업식으로 배운 것은 없어도 초등학생 시절부터 한약방 일을 거들면서 보고 듣고 약도 짓고 심부름을 하다 보니 자연스럽게 많은 것을 알게 되었다.

중학생이 되었을 무렵에는 십전대보탕은 허할 때 쓰는 보약이고, 오적산은 배가 아프거나 소화가 안 될 때 좌섬 요통에도 쓴다는 등 임상에서 사용하는 빈도가 높은 처방 40~50개 정도는 대략의 사용법을 저절로 알게 되었다.

아버지께선 대부분 약은 2,3첩씩 지어주고 조금 더 많이 지어주면 3,4첩을 지어주셨다. 보약의 경우는 한 제씩 지어주셨다.

나는 아버지 하시는 것을 옆에서 보거나 한약방 일을 하면서 무의식중에 한약재나 처방이나 적응증을 배우게 되었던 셈이다.

아버지께서는 기본 처방이 중요하다고 하시며 가감은 신중하되 가급적 하지 않는 쪽으로 약을 쓰셨고 가감을 하는 경우에는 근거를 꼭 가지고 하셨다.

## 한약공부

### 1. 한약방에서 일할 때 공부

아버지께서 운영하셨던 신천당 한약방에서 일할 때부터 배원식 선생의 한방임상 잡지인 의림지는 소책자로 발행이 될 때마다 재미가 있어서 계속 보아 왔었다.

그러나 한약방에서 부친의 지시대로 처방을 찾아야 하거나 약을 짓는 등의 보좌하는 일을 하려면 기본으로 익혀 두어야 할 처방이 많은 방약합편이나 간간히 처방을 찾아봐야 하는 동의보감은 매일 들춰봐야 하는 책이라 자연스럽게 일을 하는 것이 공부가 된 셈이었다. 그러다가 모르거나 막히는 것이 생기면 그때그때 아버지께도 여쭙고 자세하게 찾아보는 식의 실전 공부가 된 셈이었다.

## 2. 한약업사 시험대비 기초공부

본격적인 한약 공부는 한약업사 시험을 준비하면서 시작을 한 셈이다.

처음엔 10여년 만에 실시된 마지막 한약업사 시험을 준비하다 보니 무엇을 어떻게 준비해야 할 지 몰라서 많이 걱정되고 고민이 되었다. 시험 준비는 기존에 출제된 기출문제도 없는 시험이라 막막하였고 한의학 개론 부분은 기초가 없었고 이론적 배경이 부족하였기에 방향을 잡지 못해 공부에 애를 먹었다.

그 대신 본초와 방제공부는 방약합편 중심으로 공부하였다. 방약합편의 상 · 중 · 하통의 467 처방은 물론 더 구체적인 표준치료 요약인 '활투침선'의 풍, 한, 서, 습, 조, 화, 내상, 허로, 곽란 등 54개의 분류를 외우면서 분류에 따른 증상 군과, 증상에 따른 처방들을 어떻게 적용하는지의 기준, 처방의 가감을 결정하는 것들도 통째로 다 외웠다.

그리고 또 임상에 활용이 많은 방약합편의 '수증용약례' 등도 모두 줄줄 외우는 등 방약합편의 핵심이자 전체를 다 외웠던 것이다.

동의보감은 다 외우지는 못했지만 외우다시피 할 정도로 익혀둔 편이었다.

시험 때 가장 자신이 있었던 시험은 바로 실기 시험이었다. 약재를 작두로 썰고, 수치를 하고, 창고정리도 하고 첩약을 짓는 등 매일 손과 눈으로 익었던 것이라 제일 쉬웠고 자신이 있었다. 그렇게 열심히 악착같이 공부한 영향인지 다행스럽게 1등으로 합격을 하였다.

## 3. 고방공부

고방공부는 처음에 도설한방 치료요방(이재희 저)을 보고 했었다.

고방임상을 위주로 저술된 일본의 한방치료백화(시수도명)은 보다가 그만두었다.

한약을 6개월에서 2년 간을 복용하고 나았다는 내용이 우리와 너무 안 맞는 것 같은 느낌이었다.

아버지가 소량의 약을 쓰고 대부분 며칠 만에 병이 빠르게 나았는데 비하여 이 시수도명의 책내용은 6개월이나 1년간씩 복용을 하고 나았다니 거의 말장난 같아서 흥미가 가지 않아 끝까지 읽어 볼 가치가 없어서였다.

### 4. 사상방 공부

사상방은 동의수세보원(여강 출판사) 동의수세보원강의록(김형태, 송일병, 오병호)을 보고 나중에 나온 "손가락으로 잡는 사상체질"(박지우)도 보기도 하였다.

원본과 강의록을 2~3번 읽을 때까지만 해도 잘 몰랐었는데, 다섯 번 여섯 번을 보니 조금씩 이해가 되기 시작했고 1년을 보니 이해가 되었다.

일반적으로 후세방을 쓰면 잘 들었지만 이래도 저래도 잘 안 듣는 병증은 방법이 없었기에 사상방을 쓰기 위해 공부를 하기 시작하였다. 사상방이 어렵긴 했어도 효력이 있으면 1,2첩 만에 효과가 나타나기도 해서 매력을 느꼈다.

### 5. 한약방 임상공부

한약방을 개업하면서 환자를 대하다 보니 모르는 것이 너무 많아서 답답할 때가 많았다. 할 수 없이 방약합편 외에 자연스럽게 임상 서적을 위주로 찾아보게 되었다.

그때는 제일 먼저 궁금한 사항이 있으면 찾아본 책이 동의보감이었다.

다음이 임상 40년(박병곤 저), 현대한방강좌(박성수, 염태환 공저), 한방치료대전(박남조 저), 태암경험방(김영기 저), 임상지남(양재협 저), 방약지침강좌(맹화섭 저), 경악전서(장계빈 저), 남지의총(이상택 저),한방임상학(배원식 저), 임상지남(노암 경험방), 한방치료백화(실수도명 저), 새로보는 방약합편(이종대 저)등 이었다.

가장 실력 향상에 도움이 된 책은 '빈용101처방', '빈용202처방', '새로보는 방약합편'이었다. 이들 책은 모두 같은 한약업사인 이종대 선생이 저술한 책이었다. 여기에 그간에 궁금했었던 사항이 다 있었다.

### 6. 끝나지 않는 공부

임상을 하면서 궁금한 것들이 너무 많은데, 새로보는 방약합편에 그 내용들이 많이 들어있어 궁금했거나 헤매었던 것들을 많이 해결할 수 있었다. 관심을 가지고 임상을 할 때 이해를 어떻게 하고 설명을 어떻게 할까 생각이 들텐데 초보에게는 큰 도움이 될 것이라고 생각한다.

지금도 시간나고 심심하면 반복해서 보고 있고 이렇게 새로보는 방약합편을 본지가 10년이 되어간다. 이렇게 꾸준히 읽다 보니 "빈용101처방", "빈용202처방", "새로보는 방약합편"은 진짜 초보자에게 정말로 좋은 책인 걸 알게 되었다.

나의 시각에서는 초보자는 물론이고 기성의 의자라도 꼭 새로보는 방약합편을 필독하라고 권하고 싶다.

지나고 보니 공부를 열심히 안 한 것이 평생 부끄럽다.

공부를 안 하고는 되는 것이 없는데 말이다.

경험이 많은 한약업사의 귀중한 한약처방들을 기록하고 정리하는데 힘을 다 쏟는 듯한 이종대 선생님을 만난 것도 나의 인생에 있어서 크나 큰 자랑이자 영광이었다.

항상 고맙고 존경합니다. 감사합니다.

2023년 12월

**신천당 한약방 최 효 영**

# 신천당 한약방 최효영 선생님 특강 요약정리

* **날짜:** 2023.10.11
* **장소:** 경희대학교 약학대학 강의실 302호, zoom강의
* **강사:** 신천당한약방 한약업사 최효영 선생님
**연사소개:** 경희대학교 한약학과 김봉원 학생
**참석자:** 경희대 한약학과 학생들, 한약사 정연홍, 한약사 민후식, 한의사 김정희 외 줌 수강생 9인
**강의정리:** 부산 김정희 한의사

## 선친은 한학자

8남매를 출산하여 키우다가 어릴 때 모두 연달아 죽어나가자 가족을 지키려고 한의학 서적을 공부하기 시작하여 한약방을 하게 되었다.

나는 어릴 때부터 공부하기가 싫어 국민학교 때부터 한약방 일을 주로 많이 해왔다.

## 선친의 구안와사 치험례

구안와사가 한달이 넘으면 오래가거나 잘 낫지 않는 경우가 있다. 이 환자는 초반에 왔는데, 이기거풍산을 5첩 지어주었다. 옛날에는 돈이 없어서 한제씩 못 먹었다. 2첩 3첩씩 지어줬다. 그렇게 5첩씩 계속 와서 복용하더니 구안와사가 25일~27일 치료하니까 싹 원래대로 돌아왔다.

## 선친의 감기치료 치험례

어떤 환자가 감기에 걸려 열이 펄펄 나고 아팠다. 아버지께서 곽향정기산가감방을 3첩 지어줬다. 창험방이다. 그것을 3첩을 지어줬는데, 이 환자가 너무 아프니까 달여먹지도 않고 약을 꺼내서 약재채로 씹어 먹었다. 다 씹고 입안에 남은 약재는 뱉어냈

다. 그렇게 하고 집에 돌아가는 길에 절반이상 다 나았다며 동네에 소문이 났다. 감기(상한)공부가 엄청 중요한 것이다.

## ◐ 선친의 중풍치료 치험례

부산 동래서 아버님 지인 분께서 주위에 살림이 어려운 집이 있는데, 중풍에 걸렸다며 치료해주라고 하더라. 거동을 못하고 누워계셔서 아버님께서 직접 왕진을 가셨다. 가보니 바짝 마르시고 거동도 못하시고 누워계시기에 만금탕을 2첩 지어드리고 돈도 받지도 않으셨다. 그렇게 매일 산책하듯 왕진을2~3개월 했는데 팔도 못 들던 팔도 들고 몸도 움직이며 불수가 조금씩 돌아왔다. 나중에는 방에만 누워있던 사람이 나와서 돌아다닌다. 촌에는 소문이 빨리 난다. 그렇게 효과를 보니 한해 7명의 중풍 환자를 치료했다. 그리고 한약방이 치료를 잘한다며 소문이 확 퍼졌다.

## ◐ 선친의 단독 치험례

갓난쟁이가 사타구니에 단독이 생겨 발진이 있고 통증이 있어 잠도 못자고 밥도 안 먹고 보챘다. 곽향정기산에 연자육을 2돈 넣고 감초를 빼고, 1첩을 지어 갓난쟁이에게 수시로 조금 씩 조금 씩 떠먹이라고 했다. 먹기 싫어하면 억지로 먹이지 말고 조금씩 나눠서 먹이라고 했다. 그리고 그 다음날 순례를 하면서 그 집을 갔는데, 평소 같으면 울고 잠을 못잘 애기가 잠을 솔솔 자더라. 그래서 옷을 제껴 보니 사타구니에 붉은 기가 사라졌다. 몇 일후 부인이 아이가 밥도 잘 먹고 잠도 잘 자고 발진도 없다며 좋다고 연락이 왔다. 단독을 이 처방으로 많은 사람을 치료하였다.

### Q 왜 연자육을 더하고 감초를 빼셨나요?

연자육은 약성가에 12경을 통한다 라고 나와 있다. 연자육은 잎부터 뿌리까지 구멍이 안 난데가 없다. 인체도 마찬가지다. 단독은 병소를 뽑아내야 하기에 소통시키는 연자육을 썼다. 감초는 나가는 걸 막는다. 감초는 특히 소양인이 장기 혹은 대량 복용하면 붓는 경향이 참 많다.

## 선친의 맹장염 치험례

부산 동래구 장전동에 사는 할머니였다. 40년 전 당시에는 호호백발이었는데 지금 생각하면 60대 이시다.

이분은 맹장염으로 오셨는데, 옛날에는 한약 값이 몇 백 원 하면 2~3첩 먹을 수 있는데 맹장염 수술이 맹장염 수술비가 10만원이어서 엄청 고가였다. 그래서 돈이 없는 사람은 맹장염수술도 못했다. 약을 3첩 지어갔는데, 그 다음날 아들 손자가 와서 자기 할머니 죽는다고 난리가 났다. 아버지는 응급으로 우황청심원과 소합향원을 기본으로 가지고 다녔는데 그걸 가지고 부리나케 갔다.

도착해서 태충 맥을 만져보니 맥이 살아 있더라. 세상을 버릴 맥이 아니었다. 또 눈을 보니 괜찮더라. 그렇게 부리나케 부른 이유는 요강에다가 피고름을 누어서이다. 얼마나 놀랐겠어요.

할머니가 그 약을 한번 잡숫고 한 시간 두 시간 있으니까 대변이 마려워서 요강에 앉았는데 피고름을 확 쏟았다고 한다. 맹장염증을 완전히 청소한 것이지 병리적 상태가 아닌 것이다.

이때는 연교패독산에 형개 방풍 1돈, 금은화 20g, 연자육 2돈을 더해서 3첩을 처방했다.

그래서 환자분께 '믿음이가면 반첩을 더 드시고 못 미더우시면 병원으로 가시고 혹시 증상이 미진하면 보약을 드세요.'라고 말씀드렸다. 늑막염이든, 어떤 염증이든 허하면 염증이 생긴다. 그래서 보약을 먹으라고 한 것이다. 그 이후로 3첩 마저 복용 후 맹장이 싹 사라졌다.

어떨 때는 맹장약이 잘 들으려면 한약이 목에서 싹 내려가면서 동시에 맹장염으로 인한 통증이 사라지기도 한다.

탁리소독음도 염증 나고, 농이 생길 때 쓴다. 탁리소독음 굉장히 잘 듣습니다. 그래서 축농증, 치통, 그 외에 화농성질환에 특효이다. 진짜다. 천연항생제이다.

탁리소독음은 곪는 중에도(화농 염증이 생기는데라도) 아예 못 곪길 것은 안곪기게 하고, 곪길 것은 피부 가까이에 와서 터지게 한다. 할머니는 맹장이 터지기 직전인데 탁리소독음을 먹었든 것이다.

## 집사람 맹장염 치험례

우리 집 둘째아이를 임신하여 아내가 만삭일 때, 아이를 출산하기 한 달 전에 배가 아파서 아이가 나오려나 싶어서 산부인과에 갔는데, 갑자기 의사가 맹장엄이라며 애기를 포기하거나 둘 중 한명을 포기해야 한다고 한다. 아내는 간호사 출신이라 양방의학을 더 신뢰하고 있어서 한약을 먹지 않고 겁에 질려있었는데, 방법이 없자 시아버님께 가서 상황을 말씀드리니 아버님께서 "이걸 뭘 걱정하니 한약 3첩만 먹으면 되는데?"한다.

아까 맹장염이 나았든 할머니와 같은 약이에요. 연교패독산에 형개 방풍1돈, 금은화 20g, 연자육 2돈을 더해서 3첩을 처방했다. 3첩을 복용한 후 나았고 44년 지금까지 맹장이 전혀 까딱 없다. 애기도 살리고 아내도 살리고 다 살렸죠..

* 소양인 부인이 임신을 해서 하혈을 할 때, 육미지황탕에 보리쌀을 한 홉 넣으면 잘 듣는다.

(한약업사 광명시 박지우 선생의 처방)

## 청송심씨 태음인 백부님

평소에 건강하신 분으로 오랜만에 만나보니 발가락에 붕대를 감고 있었다. 한약방 바로 뒤에 외과병원이 있는데, 발가락에 사두창이 났는데 딱 외과수술 후 양약을 3일분 먹으면 된다고 해서 그렇게 치료를 받으셨다. 그런데 3일을 먹으니까 웬걸 발가락도 아프고 서혜부에 임파선이 부어서 걸음을 못 걷는다.

아파서. 쉽게 얘기하면 안 짜야 될 걸 짠 것이다. 아버지가 딱 보니까 나이테처럼 종기부위에 둥글둥글 자리를 잡고 있었다. 그래서 걷지도 못하고 눕지도 못하고 죽을 판이셨다.

아버지는 사두창이라고 하고 약 한 첩만 쓰면 된다고 하셨다. 탁리소독음을 한 첩 드시고, 이후 5일분 먹고 나서는 걸어오시며 이제 걸어도 괜찮다고 하셨다. 붕대 감은 부위도 딱지가 졌다. 사두창은 딱지가 지면 낫는다.

## ◐ 환자를 대하는 방법

환자를 대할 때 친근감 있게 대해야한다. 내 가족을 대하듯이, 내 형제 자매를 대하듯 친근감 있게 대해야한다. 얼마나 답답했으면 나한테 왔겠습니까? 입장을 바꿔 생각해 봐야한다.

그리고 내가 저 환자 입장이 되면 무슨 약을 써야 겠노? 하면 답이 빨리나옵니다.

내 아픈 내가 빨리 낫아야 되니까.

될 수 있으면 환자들 이야기를 하소연도 다 들어줘야한다. 하소연 속에 해답이 있을 수도 있다.

만약에 치료에 있어서 아주 자신이 없는 질환의 경우 자신 없다고 솔직하게 얘기하고 조금만 지어주고 좋아지면 더 드시라 라고 해야 한다. 괜히 패증이 나면 나도 망신이 생길 수 있지만 한의업계에도 망신을 부른다.

하지만 치료가 가능한 부분은 자신 있게 얘기해야한다. 이 질환은 이런 이런게 문제다. 이런 상황이 안좋다. 그래서 이 부분을 해소하면 되겠네요. 이걸 해소해 줄게요. 하고 약을 지어주면 병이 절반 나아서 간다. 이런 건 자신 있게 얘기해 줘야한다.

그리고 피부과환자는 사진을 찍어둬야 한다.

그리고 전화번호 뒤에 꼭 받을 수 있는 시간을 알아둬야 한다. 특히 급한 환자면 통화가 안 되면 응급실 갔나 쓰러졌나 오만 생각이 다 든다.

## ◐ 비염치험례(밴드의 최효영선생님 정전가미이진탕 피부질환 치험례)

양** 여 35살.

이 아가씨의 어머니가 협심증이신데 한약을 2제 먹고 취미활동을 할 정도로 상당히 좋아졌다. 협심증도 정해진 약으로 치료하는 것이 아니다. 환자의 체질과 처방이 맞으면 엄청나게 개선이 될 수 있다.

이 아가씨는 피부병으로 고생을 한다. 그런지 5년이 되었다. 피부질환이 있고 머리부터 발끝까지 다른 이상은 없는데 딱 보니까 태음인인데 소화기 장이 안 좋다. 이런 경우 장만 치료하면 되는 거 아닐까요? 그래서 정전가미이진탕을 지어주었다. 반제만 지어줬는데 먹고 나서 몇 개월간 소식이 없다.

전화도 안 받고. 그런데 3~4개월 만에 연락이 와서 30%가 개선되었다며 약을 한제 더 지어달라고 했다. 그래서 정전가미이진탕을 한제 더 지어줬다. 그리고 거의 호전 되었다.

* 만약 증상 중에 몽우리가 있으면 크기를 자로 꼭 재어 봐야한다. 환자들 중에 의외로 본인이 본인 증상을 모르는 사람이 많다. 나았는지 아닌지도 모르는 사람이 많다. 특히 태음인은 둔해서 느끼지를 잘 못한다. 제일 빠른 사람은 소양인이다. 한 첩만 먹어도 효과가 난다.

* 상담기록부를 작성할 때 주 증상 부수 증상도 중요하지만 참고증상도 참 중요하다. 주 증상 부수 증상을 가지고도 약을 지을 수는 있는데 세밀하게 하려면 참고증상을 꼼꼼히 적어야 한다. 예시로 주름이 굵나 작으나 까지 적어야한다. 주름이 많으면 소음인에 가깝다. 피부가 얇다는 뜻이기 때문이다. 주름이 적으면 태음인이나 소양인이고 그건 피부가 두터워서 그렇다. 태음인은 피하지방이 두텁다. 피부껍질이 잘 안 잡히는 사람은 소음인이 드물다.

똑같은 얘기도 어지리~하다 하는 것하고 빙 돈다는 것하고 뱅뱅 돈다는 것하고 다 다르죠. 배가 어떻습니까? 물어보면 터직합니다 라고 한다. 그게 무슨 뜻일까? 그럴 땐 되 물어봐야 한다. 쓰립니까? 더부룩합니까? 트림 납니까? 메스껍습니까? 다 물어봐야한다. 그만큼 자세히 적는 게 중요하다.

*뭐든지 처방을 선택할 때 복잡하게 생각하면 절대 안된다. 간단한 처방부터 찾을 생각을 해야 한다. 그리고 처방 선정할 때 어렵게 하지 말라는 말이 있다.

어렵게 생각하면 처방생각이 절대 안 난다. 국어 실력이 뛰어난 사람이 치료도 더 잘할 수 있다. 요점 정리를 잘하기 때문이다. 환자의 증상을 요점 정리하면 답이 쉽게 나온다. 바둑에도 그런 말 있죠. 장고 끝에 악수 둔다. 약도 똑같다. 육미지황탕 오적산 삼출건비탕 보중익기탕 대보탕 쉽게하면 그 범주에 다 있단 소립니다. 어려운 처방이 아니라도 치료를 할 수 있다.

* 그리고 나는 체질 약을 지어주면 되게 급한 건 그 다음날 바로 전화해본다.

그 외에 후세방 고방은 지어주면 늦어도 4~5일에 확인전화를 한다. 급하지 않은 병은 잊어버리면 보름 한 달 갈수도 있지만. 그 외에 확인할 건 꼭 전화한다. 그럼 손님들이 엄청 좋아한다. 관심을 가지니까.

### 사상의학

아버지는 사상은 "모"아니면 "도"라고 못하게 했다. 사람 잡는다고.

후세방 고방하니까 낫기는 한데 똑 부러지는 게 잘 안되더라.

그때부터 사상체질의학 공부를 독학했다.

열로 사상체질을 구분해보자면 태양인은 열이 90%다.

소양인은 안에 불이 많지만 물도 있다. 소양인은 근데 악수해보면 찬 사람이 많다. 안에 열이 으글으글 한데 밖에 피부에만 조금 물기가 있는 것이다.

태음인은 물이 많다. 소음인은 거의 물이다. 그래서 부자를 쓴다. 태양인은 석고 황백 이런 것을 쓴다.

"사람이 체질을 바꾼다고 하는데, 그 말은 건강해진다는 말이지, 체질을 바꾼다는 말이 아니다. 체질은 뱃속에서부터 죽을 때 까지 안 바뀐다.

체열이 바뀌지 체질은 절대 안 바뀐다."

태음인은 불이 별로 없다. 태양인은 불 우글우글해서 물을 많이 먹으라고 한다. 태음인까지도 물 많이 먹어도 괜찮다. 열 많은 태음인이 있고 열없는 태음인이 있다. 소양인도 마찬가지다.

소음인은 단지 피부에만 열이 있다. 그건 열이 있는게 아니다. 금방 사라진다.

약재 중 부자 대황 마황 위령선 선모(법제해야한다 술에)는 조심해야한다.

대황 마황을 잘못 써도 사람 잡는다. 망초같은 차가운 약은 신중을 기해야 한다. 절대 많이 넣으면 안 된다.

### - 체형에 따른 구분

소양인은 무게중심이 위에 있다. 역삼각형이다. 어깨가 떡벌어지고 넓다.

다 그런건 아니다. 어깨 좁은 사람도 많다. 나는(선생님은) 소음인인데 어깨는 넓은데 가슴둘레가 작다.

소양인은 잠시도 가만히 있지 못한다. 적당히 눕고 적당히 앉고 적당히 돌아다녀야 한다.

반대로 소음인은 정삼각형이다. 앉아있는걸 좋아한다. 눕기도 하지만 앉아있는걸 더 좋아한다. 소양인은 놀러가도 돌아다녀야 하고 가만히 있지 못한다. 소음인은 어디가면 딱 들어앉아서 잘 안 나온다.

태음인은 항아리다. 앉아있어도 안정감 있고 단지를 눕혀도 안정감이 있다.

이런 사람보고 돌아다니라고 하면 환장한다.

자식을 키울 때도, 부부도 마찬가지로 똑같은 소양인끼리 만나면 매일 싸운다. 자기 주장이 뚜렷하고 호불호가 뚜렷해서 매일 싸운다. 열이 있는 태음인과 소음인이 만나도 잘 산다. 음인끼리 만나면 잘 안 되는 이유는 두 체질이 우유부단해서 결정을 빨리 못 내린다. 소음인은 뜸들이다가 대답하고 태음인은 가야되나 말아야 되나 재고 대답한다.

소양인은 판단력도 엄청 좋다. 체력도 좋고. 두뇌회전이 빠르다. 그래서 말에 비유한다. 태음인은 땀을 흘려야 잡병이 없다. 태음인은 병이 나면 안 움직여서 병이 난다. 움직여야 한다. 사소한 몸살감기는 (열 많이 날 때는 안 되지만) 사우나 가면 낫는다. 땀을 엄청나게 흘려야한다.

소음인은 땀이 나면 급격히 체력이 떨어진다. 목욕가면 피곤해서 집에 오면 자야한다. 건강한 소음인은 안 그런 사람도 있다. 소양인은 그저 그렇게 느낀다.

제일 좋은 체질은 소양인 60~70% 태음인 30~40%의 성향 사람이다.

"태음인은 베개만 닿으면 잔다.

소양인은 잠 오면 잔다."

소음인은 자야 되는 시간이 정해지면 일단 누우러간다.

태양인은 잘 안 아프다. 아파도 태양인 표증처방 써보고 안 나으면 태양인 리증 처방을 써보고, 안되면 합방해서 쓰면 된다. 웬만하면 낫는다.

마땅한 약이 없을 때는 태양인도 소양인에 기준해서 쓰면 잘 듣는다.

자식을 키울 때도 보면 조금 혼을 내며 키워야 될 사람이 있고 약간 두둔해주고 키워야 될 사람이 있다. 꾸짖어야하는 것은 양인. 음인 쪽 사람은 조금 기를 북돋아 가면서 키워야한다. 억압을 자꾸 하면 나와서 사회생활이 어렵게 된다. 대중 앞에서 말을 못한다.

### - 얼굴형으로 사상체질 구분

태양인은 얼굴이 사각지면서 얼굴이 우락부락한 감이 있다. 소양인은 가름한 형이 많고 하관이 빠져있다.

소음인은 얼굴이 긴 사람이 많다.

태음인은 사각 진데 긴 편이다.

태양인은 우락부락하게 사각 진 것이 차이점이다.

태양인 스님. 하루에 2시간 잔다. 목에 가래나서 기침이 난다. 집에 가서 오가피와 저두강(쌀껍질 벗기고 난 뒤 안껍데기. 영양가덩어리임)과 앵도 달여서 먹어보라고 했다. 한 분은 태음인 인데 태음인은 기관지가 약하다. 태양인이 폐대 간소인데, 폐기능이 그만큼 좋다. 그래서 남한테 절대 안 꿀리고 확 남들을 이끈다. 소양인은 위장기능이 강하고 신장기능이 약하다.

원래 태양인이 애기 놓기가 참 어려운데 소양인도 그렇다. 하부기능이 약해서 허리도 안 좋고 다 안 좋다. 그래서 불임증 환자가 많다. 소음인은 반대다. 신장 기능은 좋은데 비장기능이 안 좋다. 태음인은 간은 좋은데 폐가 약하다. 그래서 기관지와 대장이 약하다. 태음인은 골격도 크다 키도 크고. 그런데 디스크환자가 제일 많다. 자세가 불량해서 그렇다. 삐딱하다.

오적산을 넣어서 요통에 쓰기도 하는데, 이때 마황은 감기, 비염, 살을 뺄 목적에는 넣고 그 외에는 안 넣는 게 좋다. 총백은 안 넣어도 된다. 애매하면 오적산 쓰라고 할 정도로 많이 쓴다.

나는 시골이어서 팔도 많이 쓰고, 어깨도 허리도 근골격계 질환에 오적산 많이 썼다. 신기하게 잘 낫는다.

체질을 판별할 때 열을 너무 많이 따지면 안 된다. 소양인이라고 열이 많다고 하면 판별하기 어렵다. 외형보고 판단하는 것도 어렵다. 외형이라도 소양인은 어깨 상완 말라도 그쪽에 근육이 있고 가슴이 튀어나온다. 기능을 중시한단 말이 그 말이다. 소양인이 빨리 먹는 이유가 위가 튼튼하기 때문이다. 위가 약하면 빨리 먹을 수 없다. 단적으로 얘기하면 소양인은 산만하다. 잘 눕는 사람은 태음인이고. 잘 앉아있고 차분한 사람은 소음인이다.

**- 성격을 통한 체질구분**

나는 체질구분을 하는데 진짜 고생을 많이 했다.

- 태양인은 안하무인이고 독불장군이다. 풍기는 기세가 다르다.
- 소양인은 말이 빠르고 행동도 빠르고 식사도 빠르다. 이 포인트가 중요하다.

일을 보고 가만히 못 있는다. 일의 가지를 친다. 그만큼 부지런하다. 부지런한 이유는 에너지가 충만하단 소리다.

눈썰미가 있다. 딱 보면 저사람 어디서 봤다. 사람도 잘보고 퍼즐도 잘 맞추고 길도 잘 맞춘다.

TV 자막이 빨리지나가도 대번에(재빨리) 자막을 본다.

호불호가 분명하다. 됐나 안됐나 분명하다.

깡다구 있어서 하면 끝까지 한다.

여기서 6~7가지가 맞으면 거의 소양인 인거다.

낮잠은 거의 못 잔다. 밤잠도 내가 잠 올 때 아니면 못 자고.

그리고 좀 잘 나선다. 쪼금 알면 잘 나선다.

소양인이 물 부족이라고 했죠. 그래서 설사는 잘 안한다. 설사하면 큰일이다. 빨리 치료해야 한다. 평소에 설사도 잘 안한다. 소변을 자주 보는 경향이 있다.

조급하다. 다혈질이다.

체질이 강하다보니 잔병치레 잘 안한다. 감기몸살도 금방 낫는다.

그리고 체질은 볼 때 중요한 점이 보통 현재증상을 사람들이 얘기하는데,

예를 들어 잠은 잘 자는지 물어보면 태음인도 옛날에는 잘 잤는데 지금 못 자는건 못 자는게 병증이 되는 것이고 옛날에 잘 잔 것은 체질에서 나온 거 거든요.

지금 증상을 이야기하면 체질파악을 하지 못한다. 그래서 원래상태를 물어봐야한다.

소양인도 소음인 같은 소양인이 엄청 많다. 처음에는 참 애매하다.

• 태음인은 소에 비유한다. 듬직하다. 앉아있는 자세부터 폼이 딱 잡혀있다. 판판하게.

태음인은 말과 행동은 느려도 식사는 빠른 사람이 있고 말과 행동은 좀 빨라도 식사가 좀 느린 사람도 있다. 내가 볼 때는 말과행동이 느려도 식사가 빠른 사람이 많다.

그리고 과묵하고 말이 없다.

사우나 다녀오면 어떻습니까? 물어봐야 한다. 가벼운 땀 날정도로 씻고 나면 어떠하냐고 물어봐야한다. 샤워하고 나오면 맥주 생각 절로난다. 시원하고 개운하고 피로가 싹 풀린다.

그리고 참 우유부단한 사람이 많다. 그래서 태음인은 친구가 참 많다. 다 좋다고 하니까. 다 받아주고. 또 못 뿌리친다.

소양인은 대번에 사람 쳐낸다. 태음인은 얘기 못한다. 쌓이고 쌓이면 정 안되면 폭발해서 얘기한다. 그때 그건 못 말린다.

골격은 크고 뼈도 굵고 힘도 장사다.

성격이 느긋하고 꾸준한 사람이 비교적 많다.

나물반찬 싫어한다. 고기 좋아한다. 고기 없으면 밥 안 먹는다. 그 대신 미각이 엄청 발달되어있다. 김치에 생강이 빠지면 마늘 고추 젓갈 다 들어가는데 맛보면 어머니 생강이 안 들었네요 딱 안다. 그만큼 태음인은 음식이 비교적 맛있으면 맛있어서 먹고 맛없으면 음식이라서 먹고 안 가린다. 태음인은 밥 김치국 줘도 아무 말도 안한다.

술이 아주세거나 아주 약하거나 둘 중의 하나이다. 약한 사람은 소주 한잔만 먹어도 응급실 가야한다. 분해효소가 없어서 그렇다더라.

폐기능이 약해서 태음인은 절대 담배피면 안 된다. 몸 약해서 약 먹으면 효과도 없다. 그리고 비교적 살이 잘 찐다. 감비탕이 왜 나왔냐면 태음인 때문에 나왔다. 살이 잘 쪄서. 물만 먹어도 살찐다고 하잖아요.

• 소음인을 나귀에 비유하는 까닭은 겉으로는 유순하고 내성적이며 사교적이기 때문에 그렇게 말하는 것이다.

식사가 늦다. 비위가 약해서.

그리고 참 자상하다. 아는 한도 내에서는 상세히 알려준다.

참 나쁜 버릇이 있는데 일을 자꾸 미룬다. 급한 것만 한다. 왜 그런가 생각을 해보니까, 에너지가 안 되서 그렇다. 나는 하고 싶은데 했다고 하면 그 다음날 몸살 한다. 그래서 일을 미룬다. 계획은 치밀하게 잘 세우는데 실행은 적다.

적당히 피곤해야 잠이 잘 온다. 내일 어디로 간다 하면 잠 못 잔다. 어디 가서 친구들하고 밤샘 한다 그날 못 잔다. 체력도 약하다. 항상 상대방을 배려한다. 배가 고파 죽을 지경인데 먹을 것이 하나뿐이라도 상대방한테 준다. 소음인은 큰 거 친구 준다.

그리고 법과 질서를 잘 지킨다. 대신 융통성도 없다.

외한증이 있다. 차가운 걸 두려워한다. 한여름에도 찬물로 샤워를 잘못한다. 한여름에도 미지근한 물. 소음인은 절대 아이스크림 안 먹는 게 좋다. 소양인은 맵고. 짠게 안 좋다. 열을 일으킨다.

소음인은 맵고. 짠 거 먹어야 체열이 보충한다. 소음인 밥맛 떨어질 때 땡초 청양고추 된장 찍어서 밥 먹을 때 조금만 먹으면 식욕이 땅긴다. 속이 차단소리다. 열이 들어가서 식욕이 확 땅긴다. 그리고 깡다구 없다. 일하다가 피곤하면 다 미뤄버린다.

소음인은 눈썰미가 거의 없다. 내가 소음인인데 초반부터 다닌 환잔데 왜 못 알아보냐며 타박하는 환자가 많다. 손님들이 날 알아보고 인사한다. 태음인은 2~3시간 땀 빼도 기운이 좋다. 소음인은 음식 실증도 엄청 잘 낸다. 닭국을 좋아하는데 연달아서 먹으면 못 먹는다. 아침에 100g먹으면 점심에 20g도 못 먹는다. 딱 질린다.

## ◐ 녹용대보탕 치험례

소양인인데 알레르기 비염 후비루가 있는 여학생으로 바로 눕지 못한다. 옆으로 누워야한다.

소양인이 감기를 자주하고, 이런 경우가 드문데 추위도 엄청 타고, 허리도 아프고 피로하고 기운도 없다. 반면 소화력은 괜찮다더라. 소화력은 괜찮은데 양허증이에요. 이게 딱 녹용대보탕증이다. 몸이 너무 차다고 해서 부자를 넣었다. 한 봉 인가 오후에 한 첩 딱 먹으니까 열이 훅 난다며 전화가 바로 왔다. 그게 바로 소양인이다.

약을 먹으니까 왜 이렇습니까 훈훈합니다 이런다. 이건 좋은 현상이다. 원래 열기가 냉기를 내모는 것이다. 그래서 훈훈해지고 후비루도 없어지고 감기도 안한다. 그 전 같으면 이비인후과 기관지 치료 근골격계 치료도 해야 되는데, 녹용대보탕으로 한 번에 여러 증상을 다 때려잡았다. 한방이 이렇게 좋다. 한제 더 지어달라고 했는데 이제 열이 차면 부자를 넣으면 안 된다. 상대방이 부자를 빼라고 하기 전에 부자를 빼면 더좋다.

복약지도 할 때도 중요하다. 본인이 소화가 안 되서 3첩 먹다가 2첩 먹는 것과 의사가 선생님이 3첩 드시시다가 소화 안 될 수도 있을 겁니다. 그러면 두 봉만 아침 저녁 두 봉만 잡숴보세요. 만약 안 되면 한 봉 잡숫고 전화해주세요 하는 것과 천지차이 입니다. 그렇게 한제 더 지어주고 깨끗이 나았다.

## ◐ 강활유풍탕 치험례

아토피피부염 환자의 아버지로, 갈색피부 근육이 튼실하고 키가 작은데 트럭기사로 배가 나온 외형이다. 구안와사 풍을 앓고 난 뒤 감각이 덜하고 시린 감도 있다. 이거는 중풍약 쓰면 되잖아요. 낫게 해 준다고 장담을 해버렸다. 그런데 이 양반에게 강활유풍탕을 지어줬는데 그거 먹으면 혈압도 떨어지고 콜레스테롤도 줄고 반신불수도 낫는데 한제 먹어도 아무 효과가 없다고 하더라. 한제 더 쓰자고 해서 오약순기산을 지어줬다. 다 먹어가는데 전화하니까 아무 효과 없다더라. 체면이 말이 아니었다.

그러는 중에 자기 부인은 본인 증상이 좋아졌다고 약을 지으러 와서 한제 더 지어달라고 하면서, 남편이 많이 나았다고한다. 그래서 다시 남편에게 전화해서 물어보니 좀 나은거  같기도 하고 그렇게 얘기한다. 이렇다 저렇다 차이를 바로 얘기해주셔야 하잖아요, 그래야 약을 바로 쓰죠 하고 뭐라 말씀드렸다. 태음인은 이렇게 늦다.

## ◐ 방풍통성산 치험례

방풍통성산도 운용할 기회가 엄청 좋다.

환자의 동생이 태음인이고 몸 차갑고 알레르기비염, 성장부진이 있었다. 원래 성장부진은 비염 땜에 오는데 비염치료하면 키가 잘 큰다. 치료를 효과를 보니까 형도 왔다.

소양인 학생. 집이 창원인데 애기가 음악에 천부적인 소질이 있어서 서울로 유학을 갔다. 주 증상 부수증상도 중요하지만 내력을 아는 것도 굉장히 중요하다. 조부모는 부유한데 부모님은 살림이 넉넉지 않다. 성악은 돈이 많이 들어가니까 그것 때문에 스트레스를 받았다.

전화가 와서 여드름 탈모 변비가 있고 중3인데 키가 180인데 몸무게 80kg육박 한다. 배도 좀 나왔다. 변비가 심해서 3~4일 만에 한 번 본다. 열도 많다. 방풍통성산의 정증이다.

복용 후 대변도 잘보고 뾰루지도 안 나며 3,4일에 보는 변을 하루에 보니까 배가 싹 들어갔다.

## ◐ 치자청간탕 치험례

이번에는 위 환자가 갑상선 경부임파선에 5mm 짜리 혹이 두 개씩 있다고 한다. 그래서 병원에서 약물치료해보고 안되면 수술하자고 하더라. 전화가 와서 낫을 수 있냐고 물어본다. 얼굴을 보니 방풍통성산을 처방한 이후 다시 스트레스를 엄청 받아서 신경질도 엄청나고 탈모도 여전하고 병색이 짙어졌다.

이 환자의 내력을 알기에 스트레스로 인한 경부임파선 종임을 알았다.

그러면 치자청간탕 대번에 나오잖아요. 그래서 치자청간탕을 처음엔 10첩만 지어줬다.그런 후 한제를 더 지어 줬더니 1cm 였던 것이 한제 반을 먹고 크기가 줄었다. 그러면 됐다하고 약을 더 복용하라고 권유하고 한제를 더 지어주었다.

그리고 나서 몇 달 있다가 검사를 해보니 원래 있던 임파선, 혹 자리에 하얀 점만 있다고 한다. 양방병원에서 약을 더 먹을 필요도 없다고 하더라. 그래서 양약을 먹었냐고 물어보니, 한약 먹고 나서 신약을 일체 안 먹었다고 하더라. 혹이라고 겁 내지마라.

* 건실도를 봐서 에너지 발생구조를 파악하고 치료해야한다. 제일 중요한건 잘 먹는 게 중요하다. 잘 먹는 사람에게는 어지간한 센 약을 써도 부작용이 덜하다. 못 먹는 사람에게는 쓰면 난리가 난다. 그래서 보중익기탕 십전대보탕이 나온 것이다.

84년도 개업 초, 34살 때이다. 김해 주촌면에 부임을해서 가니 어떤 할머니가 왔는데 피부가 희면서 퍼석퍼석하다. 사람의 피부는 검은색 붉은색이 제일 체력이 강하고 흰 피부는 약하다. 그런데 피부가 검어도 거무튀튀하면 안 되고 약간 윤기 있는 검정이어야 하고 붉으면서 약간 윤기 있는 붉음이 좋고 그 다음에 체력이 좋은 사람이 황색이다. 황색도 윤기가 나야한다. 그 다음이 흰색이다.

피부가 하얀 사람도 퍼석퍼석하면 안 된다. 윤기 있게 해야 한다.

아들이 절을 운영하고 있고 할머니는 위암이라고 한다. 몇 년 됐다고 한다. 아프면 진통제 맞고 집에서 두릅나무껍질 상황버섯 그거 달여 먹는다고 한다. 식사를 못하기 때문에 뭐라도 지어 달라고 한다.

명치 밑에 손바닥만한 덩어리가 있는데 자신이 없다고 다른 곳에서 치료를 받으라고 했다. 할머니가 사정을 하며 3첩만 지어달라고 한다. 그런데 고민 고민을 하다가 우연찮게 소적정원산이 떠올랐다. 소적정원산이 원래 적에 쓰는 것이다. 3첩 먹고 아무 탈이 없다며 5첩을 더 지어달라고 한다. 그래서 5첩을 지어드렸다. 그랬더니 또 별 탈 없었다. 이번에는 10첩을 지어달라고 한다. 그렇게 10첩 먹는 중에 전화가 와서 암이 더 커졌다고 하더라. 가슴이 철렁 내려앉았다. 그래서 직접 올라가서 배를 만져봤는데 손바닥 만한 덩어리가 엄청 딱딱했었는데, 딱딱한 게 물러졌다. 물러지걸 보니까 낫는 구나 하여, 아이고 할머니 이거 낫는 겁니다 말씀드렸다. 더 딱딱하면 안 되지만 물러지면서 커지는 건, 생선 말린 걸 불리는 거랑 같다. 그 말을 하자, 그 때에야, 그래서 그런지 요새 입맛도 좀 있고 밥도 좀 먹고, 화장실도 잘 다닌다고 하더라. 그래서 소적정원산을 10첩씩 10첩씩 해서 복용하니 어느 순간엔가 위암이 없어져서 동네방네 소문이 났다.

아주 기분 좋은 치료사례였다.

### ◐ 개결서경탕 치험례

나의 백모님으로 조금만 신경 쓰면 손발이 오그라든다고 한다. 손발이 오그라드니, 다른 일을 못한다. 이런 증상이 30~40년 이상 되었다.

환자를 볼 때 배경을 알아야한다. 백모님께서 딸만 둘 놓고 아들을 못 낳아서 옛날

시대니 스트레스 엄청 받았다. 또 남편 분이 일찍 돌아가셔서 과부이다. 그 스트레스를 받아서 몇 십년 살아오면서 손자를 하나봤는데 큰집형님이 군에서 전사를 했다. 스트레스가 말도 못한다. 일종의 화병이잖아요.

수족저림+화병에 개결서경탕. 바로 나오잖아요. 10첩을 지어드렸다.

그래서 잡수고 잊어버리고 있었다. 그런데 명절 때 가니 약 신통하데~~ 그 10첩 먹고 나니까 아무렇지도 않다고 한다.

너무 뿌듯했다. 30, 40년 이상 된 증상이 10첩에 나았다.

### ◐ 개결서경탕 치험례2

주촌면 파출소 순경으로 이런 병이 있는데 낫을 수 있습니까 물어본다. 안 낫을거 같아서 포기하고 있다 하더라. 직장 상사나, 인사에 엄청난 불이익도 미친다고 한다.

외형을 보니 태음인이 몸은 좋다. 빵빵하고 힘도 좋다. 다른 이상은 아무것도 없다. 밥도 잘 먹고 잠도 잘 잔다. 주증상은 움직일 때는 괜찮은데 낮잠을 자면 허벅지 전면부가 시리고 애리고 아파서 잠을 깰 정도이다. 겨울엔 더하다. 겨울에는 순환이 더디니까. 그렇게 보니 태음인이고 열이 많은 체질은 아니다. 열이 많으면 열다한소탕 열 많아도 설사 아니고 변비면 청폐사간탕도 쓸 수 있다. 청폐사간탕도 활용범위가 높다. 통풍 당뇨 치료가 안되는게 없다. 그래서 이분의 경우 가끔 두근거림증이 있기에 스트레스가 해소되면 함께 증상이 해소될까하여 청심연자탕(사상방)을 그래서 지어줬다. 한제 먹고 나서 마음은 편해졌는데 증상이 좀 그렇다고 하더라. 두 번째 처방은 개결서경탕을 지어줬다. 한제를 먹고 3일 있으니까 약이 왜! 이러냐고 너무 효과가 좋다고 한다. 3일 딱 먹으니까 훨씬 덜하다. 그래서 휴식시간에 자도 시린게 영 덜해서 낮잠도 자고 그래서 한제 쓰고 달아서 2제를 뒤에 더 썼다. 치료를 하려면 순식간에 연달아서 완치해버려야 된다.

경남 김해 신천당한약방<br>한약업사 최 효 영 선생님<br>(3시간 강의 녹취 끝)

# 고령자채록사업_신천당한약방

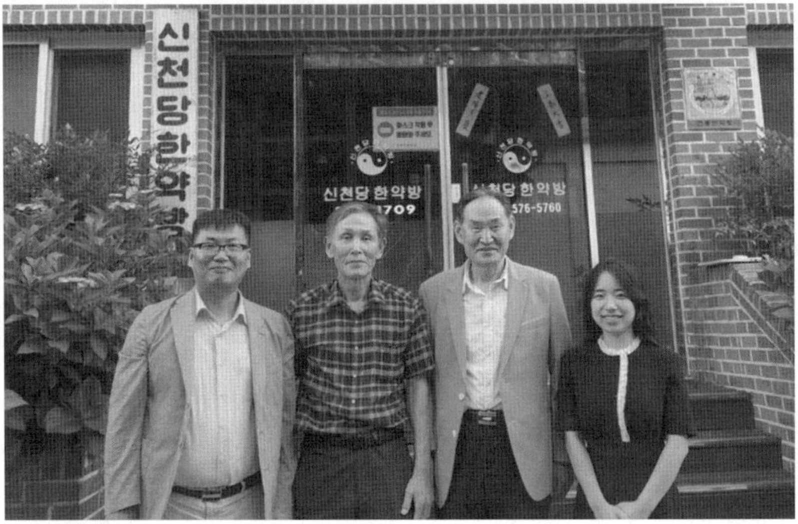


▶ 신천당한약방 앞에서 (2022.06.30)
(왼쪽부터 김동관 한의사, 최효영 한약업사, 이종대 한약업사, 김정희 한의사)

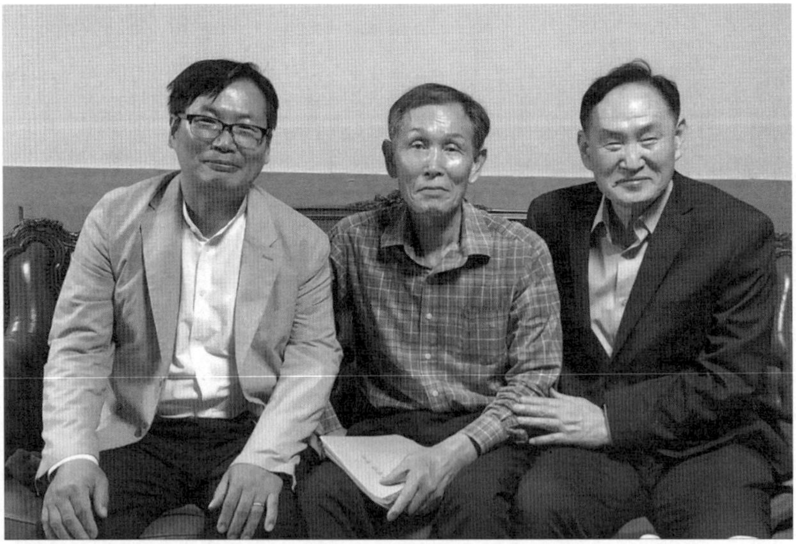

▶ 신천당한약방 최효영선생과 (2023.05.25)
(왼쪽부터 김동관 한의사, 최효영 한약업사, 이종대 한약업사)

# 목차

## 제1장 간단 처방군



## 제2장 입문 처방군



## 제3장 기초 처방군

# 제4장 중급 처방군

## 제5장 임상 처방군



## 제6장 임상심화 처방군

제 1 장

# 간단 처방군

1. 작약감초탕(1-086)(작약 감초)
   → 황기건중탕(1-045)
2. 택사탕(금궤)(택사 백출)
3. 자신환(3-080)(지모 황백 육계)

간단처방

# 1. 작약감초탕(1-086) → 황기건중탕(1-045)

작약감초탕(1-086); 이갈이, 도한 / 황기건중탕(1-045); 잠꼬대, 잔여도한

## 작약감초탕(1-086) → 황기건중탕(1-045)

최ㅇㅇ 남 8세 소양인 초등1학년

경북 구미시 박정희로

### ■ 과정

자감초탕(8/17)에 발표한 필자의 작은 손자로 자감초탕을 투여하기 전 증상이다.

김해 주촌면 집에 손자가 와서 같이 자게 되었다. 오면 언제나 나와 같이 자는데

1. 수면 중에 이마와 머리에서 땀이 나며,

2. 조금 있으니 이를 갈고,

3. 잠꼬대까지 한다.

이튿날 제 어머니에게 물어보니, 평소부터 이갈이와 도한은 잦았고 심하게 놀거나 친구들과 다툰 뒤에는 거의 잠꼬대를 한다.

### ■ 주증상

1. 이갈이가 잦다.

2. 과하게 놀고 난 뒤, 친구와 다툰 뒤에는 잠꼬대를 한다.

3. 도한이 있고 특히 두한이 심해서 가끔 베개를 흥건히 적실 때가 있다.

4. 수족번열증이 심하다.

### ■ 참고증상

5. 변비가 있다.(2일 1회)

6. 식욕부진 혹 편식을 한다.

■ **투약1**

마침 작약감초탕을 달여 놓은 것이 생각나서 2봉은 복용하고, 다음 날 구미로 올라갈 때 7봉을 주었다.

■ **경과1**

거의 매일 영상통화를 하는데,

1. 7일 뒤 확인하니 이갈이는 거의 없어지고
2. 도한은 약간 덜한 것 같고(그래도 땀은 난다)
3. 잠꼬대와 수족번열증, 식욕부진은 여전하다고 한다.

■ **투약2**

잠꼬대와 수족번열증, 식욕부진 증세들은 작약감초탕(1-086)으로는 한계인 것 같아서 이번에는 소건중탕(1-045)+황기4돈 (황기건중탕)으로 10첩 15봉을 달여서 보냈다.

■ **경과2**

다시 7일 뒤 확인하니

1. 이갈이, 도한은 없어졌고,
2. 잠꼬대도 개선되어 격감되었다.
3. 수족번열, 변비, 식욕부진은 아직 잘 모르겠단다.

그래서 자감초탕(상한론)(22.8.17)으로 족번열과 식욕부진과 변비에 효과를 본 사례였다.

**※ 민족 의학 자산**

한약업사 고령자 채록사업

경남 김해시 주촌면

신천당 한약방

최효영 선생

2022.08.21. 입력 이종대

## 투약내역

1. 방약합편 상통 86 작약감초탕 4첩 9봉

※작약감초탕

백작약 4돈 감초자 2돈.

* 주치 동통 경련

감자기야 산자갑야 갑기화토

차 중경묘법야 산이수지 감이완지.

속칭 갑기탕.

2. 방약합편 상통 45 황기건중탕 10첩 15봉

※황기건중탕

백작약 5돈, 계지 3돈, 감초 자1돈

강 3편 조4매 흑당1냥 용화복

가 황기(황기건중탕).

* 치 허로 이급 복통 몽유 인건

※자감초탕(상한론)

자감초 2돈, 생강 계지 각1돈반, 맥문동 대추 각2돈반, 마자인 2돈, 인삼 아교주 각1돈, 생지황8돈 (혹 건지황2돈) 주수상반전.

*치 상한 맥결대 심동계.

기허 혈소로 맥상이 결대하고 가슴이 두근거리며 숨차고 가슴이 갑갑하며 혀가 빛나고 설태는 없는 증상 그리고 허로와 폐위를 치료헌다.

(동양의약대사전 참고)

간단처방

# 2. 택사탕(금궤)

극심한 회전성 어지러움, 느글거림, 머리띵, 머리무거움
"누워도 앉아도 서 있어도 빙빙 어지러워 일상생활을 전혀 할 수 없어"

## 택사탕(금궤)

한ㅇㅇ 여 64세 태음인

경남 김해시 주촌면

### ■ 용모

키가 크고 골격이 굵고 피부가 희며 음식 솜씨가 좋고 말수가 없는 충청도 아주머니.

### ■ 과정

이웃에 사는 친구 부인으로, 꼬리뼈에 금이 가서 7일간 병원 치료를 받고 퇴원을 해서 지내던 중에 아침에 일어나니

1. 갑자기 천장이 빙글빙글 돌아
2. 몸의 중심을 못 잡고,
3. 속이 울렁거린다.
4. 머리도 띵하고 어지러움이 극심하다.
5. 이렇게도 저렇게도 본인의 의지대로 되는 동작이 없는 상태가 되었다.
6. 극심한 회전성 어지러움으로 병원의 응급실로 실려가 응급치료를 받고 7일분의 양약을 받아 퇴원했다.
7. 병원의 진단은 이석이 빠져서 어지럽다면서 제 자리를 찾으려면 시일이 좀 걸릴 것이라고 한다.

8. 양약을 다 복용해도 약간 차도가 있을 뿐 어지러워서 누워도 앉아도 일어서거나 걸을 때도 중심을 잡기가 곤란하다.
9. 그래서 양약은 더 이상 복용하지 않고 한약만 복용해보기로 했다는 것이다.

### ■ 주증상

1. 자고 일어나 갑자기 극심한 회전성 어지러움이 발생했다.
    1) 누우면 천장이 도는지 내 몸이 도는지 분간이 안 갈 정도로 어지럽다.
    2) 속이 메스꺼울 뿐 토하지는 않는다.
    3) 앉아 있어도 어지럽고, 서 있어도 어지럽다.
    4) 머리도 띵하고 묵직하다.
    5) 어지러움이 심해서 일상생활이 어렵다.

### ■ 참고증상

2. 더위를 탄다.
3. 수족과 몸은 따뜻하다.
4. 물은 거의 안 마시고, 땀도 거의 없다.
5. 식사나 식성은 좋다. 소화도 잘된다.
6. 다이어트로 하루 1-2끼만 먹고 소식한다.
7. 변비 기운이 있다.
8. 대변이 시원하지 않을 때가 가끔 있다.
9. 소변도 정상이다.
10. 기허나 피로는 없다.
11. 복명 · 장명도 없다.
12. 잔병치레도 잘 안한다.

### ■ 참고

13. 고혈압이 오래되어 양약을 복용중이다.

14. 골다공증이 심해 칼슘제를 복용중이다.

15. 퇴행성 슬관절염으로 시술을 받았다.

**■ 변증**

빙빙도는 회전성 어지러움의 경우 이석증으로 인해 나타나는 경우가 있고, 전정신경염으로 오는 경우도 있고, 메니에르 병으로 전정기관 내의 압력이 상승되어 나타나는 경우도 있다.

갑자기 빙빙도는 회전성 어지러움이 이석증 때문이라는 진단을 받고 치료를 받았으나 낫지 않는 걸 보면 이석증이 아닐 수도 있다고 보았다.

빙빙도는 어지러움과 함께 구토는 하지 않는 것을 보면 전정신경염도 아닐 수 있다.

그렇다면 수분 유입의 증가로 전정기관내의 림프액에 수분의 비율이 높아지게 되고 림프액이 급증하면서 전정기관에 압력이 증가되자 빙빙 도는 회전성 어지러움이 발생되었다고 의심하는 수밖에 없다.

**■ 치법**

전정기관내의 림프액의 과다로 그곳에 압력이 상승되어 빙빙 도는 어지러움이 발생하였다고 본다면, 치법은 전정기관 내의 림프액 중 수분을 배출시켜 압력만 조절해주면 회전성 어지러움이 해소 될 수 있을 것이므로 거습·이뇨의 치법을 사용하기로 하였다.

**■ 처방구상**

자고 나서 갑자기 발생한 회전성 현훈에는 전정기관 내 림프액의 압력만 조절하면 될 수 있을 것으로 보고 림프액 중 수분을 조절해 현훈을 개선해 줄 수 있는 거습제 처방들을 검토해보았다.

먼저 오령산과, 오령산 계통방으로 보는 곽령탕, 위령탕, 가감위령탕, 시령탕, 군령탕, 사령오피산등과

택사탕과 택사탕 계통방으로 볼수있는 복령택사탕, 영계출감탕 등을 검토해 보았다.

평소 물을 거의 마시지 않는 점으로 보아서 인음 · 번갈 · 소변난에 사용하는 오령산이나 오령산 계통 처방은 일단 제외하였다.

택사탕 계통방으로 보는 다른 처방보다 회전성 현훈에 효과를 많이 보아온 경험에 따라 택사와 백출 2가지 구성된 택사탕으로 선방을 결정했다.

**■ 투약1**

빙빙 도는 회전성 어지러움이 습체로 인한 림프액의 증가로 전정기관의 압력으로 나타난 것이라 보고, 거습이뇨의 약성이 있는 택사탕(금궤요략) 본방으로 10첩을 달여 15p 110cc로 나눈 뒤 하루 3~4회 수시 복용하도록 말해주었다.

**■ 경과**

3일 뒤 확인해보니

1. 지금은 앉고 일어나고 보행을 해도 빙빙 도는 어지러움이 현저히 감소하였다.
2. 아직은 약간의 어지러움은 남아있다.
3. 고개를 돌리면 어지러운 정도라고 한다.

**■ 투약2**

요청대로 다시 전과 같은 택사탕 본방대로 반제를 더 투약했다.

**■ 경과2**

며칠 뒤 다시 확인하니

1. 약은 아직 다 먹지 않고 몇 봉 남아있으나 그동안 앉아 있어도 서 있어도 빙빙 도는 어지러움은 한 번도 나타나지 않았다.
2. 어지러움이 사라지니 요즘은 일상생활을 하는데 아무 지장이 없다고 한다.
3. 속이 메스꺼운 것도 없어졌다.
4. 머리가 띵하고 묵직한 것도 없어졌다는 것이다.

※ 민족 의학 자산

한약업사 고령자 채록사업

경남 김해시 주촌면

신천당 한약방

최효영 선생

2023.01.26. 입력 이종대

**투약내역**

**금궤요락 택사탕 10첩 5일분 2회**

택사탕(澤瀉湯)

治 心下有支飮, 其人苦眩冒.

치 심하유지음 기인고모현 택사탕 주지

명치에 지음(支飮)이 있어서 어지럼증을 앓는 것을 치료한다.

澤瀉 二兩半, 白朮 一兩半.

右剉, 水二升煎取一升, 分二服[仲景]1).

택사 두 냥 반, 백출 한 냥 반.

위의 약들을 썰어 물 두 되를 넣고 한 되가 되게 달여 두 차례에 나누어 먹는다(금궤요략)

택사15g 백출6g

간단처방

# 3. 자신환(3-080)

코로나 예방접종 뒤 발생한 입안 짠맛(구함)

## 자신환(3-080)

ㅇㅇㅇ 여 78세 소양인, 부산시 영도구 청학동

### ■ 용모

강단이 있으며 몸이 뜨겁고 성격이 화끈한 조열한 소양인으로 보인다.

### ■ 과정

음식 솜씨가 좋아 사위의 횟집에서 요리로 도와주고 있는데 코로나 예방주사를 맞고 얼마 뒤부터 입안이 짜다는 것이다.

### ■ 주증상

1. 코로나 백신 예방접종 이후 몸이 안 좋아서 한약으로 회복했는데
2. 그 뒤 얼마 후부터 갑자기 입이 짜다며 내방하였다.

### ■ 처방구상

예전에 소양인 한 분이 입이 짜다고 하여 육미지황원에 자신환을 주었더니 그걸 먹고는 입이 짠 것이 없어진 것이 생각이 나서 이번에는 입이 짜다는 증상을 보고 자신환만 지어주기로 하였다.

먼저 자신환의 처방 그대로 지모, 황백과 육계 소량을 각각 믹서기로 분쇄하여서 물로 반죽을 한 뒤 환을 만들었는데, 녹두대로 직접 3시간 동안 빚어서 한 제를 만들어 주었다.

■ **투약**

조열한 할머니의 코로나 백신 접종 이후 갑자기 입안이 짠 증상에
자신환을 녹두대, 수환으로 만들어서 1회 50개씩 하루 3번 투여하였다.

■ **경과**

만들어 준 자신환을 며칠 분으로 1/3가량인
3~4회 복용 후

1. 입안 짠맛이 완전히 없어졌다고 한다.
2. 자신환은 소변불통 외에도, 조열한 노인들의 입이 마르는 구건이나 구건을 겸한 지절통에도 사용하는 처방이나 입이 짠 구함에도 효력이 있음을 확인하였다.

**※ 민족 의학 자산**

한약업사 고령자 채록사업
경남 김해시 주촌면
신천당 한약방
최효영 선생
2022.09.28. 김정희 이종대

### 투약내역

방약합편 하통 80 자신환 수환, 녹두대 1일 2회. 1회 50환씩

하통-80 滋腎丸 治不渴 小便閉

右末 丸梧子大 空心白湯下 百丸

**처방구성**

黃柏 知母(并酒炒) 各一兩 官桂 五分

※동의보감〉내경3〉소변〉소변불통〉자신환

※자신환(滋腎丸)

治不渴 而小便閉.

黃柏·知母(并酒洗焙) 各一兩, 肉桂 半錢

右爲末, 水丸梧子大, 空心, 白湯下 百환 [《東垣》] 一名泄腎丸.

갈증이 없으면서 소변이 막힌 것을 치료한다.

황백과 지모(함께 술에 씻어서 볕에 쬐어 말린 것) 각 1냥, 육계 0.5돈.

이 약들을 가루내고 물로 반죽하여 오자대로 환을 만든다. 끓인 물로 100알씩 빈속에 먹는다. [《동원》]

이것을 설신환이라고도 한다.

2. 一人病小便不通, 腹脹脚腫, 雙睛凸出, 晝夜不眠, 苦痛不可言. 且苦嘔噦, 衆醫無效. 東垣曰, 膀胱者, 津液之府, 氣化則能出矣. 小便癃閉, 是無陰而陽氣不化者也. 此人奉養太厚膏粱, 積熱故. 膀胱者腎之府, 久而乾涸, 小便不化. 今內關, 外格之病悉具, 死在朝夕, 但治下焦, 其疾自愈. 遂處此方服之, 須臾尿出如涌泉, 卽差.

어떤 사람이 소변이 나오지 않아 배가 불러 오르고 다리가 부으며, 두 눈이 튀어나오고 밤낮으로 잠을 못 자는 등 고통을 말로 표현할 수가 없었다. 또, 구토와 딸꾹질이 심하였는데 여러 의사들이 치료하여도 효과가 없었다.

동원이, "방광은 진액의 집이다. 기화가 되면 소변이 나간다. 소변융폐는 음이 없고 양기가 운화되지 못해서 생긴 것이다. 이 사람은 너무 기름지고 맛있는 음식을 먹어 열이 쌓였기 때문에 신의 부(府)인 방광이 오랫동안 말라붙어서 소변을 만들지 못한 것이다.

지금 관(關)·격(格)의 병을 모두 갖추어 죽음이 눈앞에 있지만 하초만 치료하면 병이 저절로 낫게 된다"고 하였다. 이 약을 처방하여 먹게 하니 곧 소변이 샘솟듯이 나오며 나았다.

제 2 장

# 입문 처방군

1. 보중익기탕(사상방) + 궁귀향소산(사상방 소음인방)
2. 사물탕(1-068) 가감방

입문처방

# 1. 보중익기탕(사상방)+궁귀향소산(사상방)

전신발진, 가려움, 알레르기비염, 전립선비대, 피로, 기핍

## 보중익기탕(사상방)+궁귀향소산(사상방)

김ㅇㅇ 남 54세 소음인 회사대표
울산시 울주군 온양읍

### ■ 용모

보통 키에 피부가 희고 맑으며 둥근 얼굴의. 몸집이 있는 중년의 남성이다.

### ■ 과정

울산에 사는 단골의 자제가 알레르기 비염과 무릎 부종, 통증에 효과를 보았다며 회사 대표를 한약방에 소개를 해서 방문하게 되었다.

### ■ 주증상

#### 1. 피부발진

1) 얼굴과 손발을 제외한 전신 발진이 있다.
2) 혹 가렵기도 하다.
3) 몇 주 되었다.
4) 울산의 모 피부과에서 면역력 저하로 발생 되었다고 한다.
5) 면역력이 약해서 온다며 약이 없다고 하고 시간이 가면 치유된다고 하였다.

#### 2. 알레르기비염. 비색

1) 온도차가 심하면 계절과 관계없이 코가 자주 막힌다.
2) 코막힘이 잦고, 콧물 재채기가 나기도 한다.

■ **부수증상**

3. 전립선비대
   1) 병원서 전립선 비대증 진단을 받았다.
   2) 소변을 자주 보지는 않는다.
   3) 시원하게 못 보고 잔뇨감이 있다.
4. 자주 피로하다.
   1) 피로해서 점심 후 꼭 1시간 정도 잠을 잔다.
5. 기운이 없다.

■ **참고증상**

6. 추위를 더 탄다.
   1) 몸이 차고 양기도 약하다는 양허증을 호소한다.
   2) 물도 적게 마시고 땀도 적다.
7. 식사는 잘한다.
8. 가끔 체하기도 한다.
   1) 영업 관계로 음주가 잦다.
   2) 음주는 주 3-4회, 1회 소주 1병~1병 반 정도 마신다.
9. 대변은 정상이다.
10. 잠들기가 어렵다.
    1) 잠이 들면 6-7시간 잔다.
    2) 숙면이 안 된다.
11. 신경을 많이 쓰는 편이나, 경계 정충 등 신경성 질환은 없다.
12. 기타 혈압 정상 당뇨 정상이다.

■ **변증**

신경을 많이 쓰고 비염 코막힘으로 호흡기 장애가 있고 전립선비대로 소변 장애가 있으면, 피로와 기허 양허는 어찌보면 당연한 것으로 보인다.

■ **처방선정**

외견상 건강하고 잔병이 없어 보이는 중년 소음인 남자의 기허와 피로, 소변불리에 보중익기탕을, 알레르기 비염과 음주가 잦은 피부발진에 궁귀향소산을 합방하기로 하였다

■ **투약**

보중익기탕과 궁귀향소산을 합방해서 각 2.5배량으로 하루 2회 복용60p 120cc로 달여 1달분으로 주었다.

■ **경과1-1**

투약 3일 뒤 확인하니

1. 2일간 복용 후 알레르기 비염으로 인한 콧물과 재채기가 없어졌다.
2. 동시에 코막힘도 없어졌다.
3. 시원하게 못 보던 소변도 시원하게 잘 본다.
4. 잔뇨감도 없어졌다.
5. 피로와 기허상태가 개선되어 지내기가 수월해졌다.
6. 피부의 가려움이 소실되고 발진은 정도로 감소되었다.
7. 한약 몇 봉으로 이렇게 되냐며 신기해한다.

다음에 할머니를 모시고 방문하겠다 하였다.

■ **경과 1-2**

8일 뒤 다시 확인하니 밝은 목소리로

1. 5일 전 나은 콧물, 재채기, 코막힘, 소변불리, 잔뇨감. 피로 등 효과는 지속되었다.
2. 이제는 잠도 쉽게 들고 숙면을 취한다.
3. 피부는 가려움은 없어지고, 전보다 발진의 면적이 줄었다.
4. 피로가 개선되어 지내기가 수월해졌다.
5. 피부 소양감이 소실되고 발진은 20% 정도로 감소되었다.

※ 민족 의학 자산

한약업사 고령자 채록사업

경남 김해시 주촌면

신천당 한약방

최효영 선생

2023.06.16. 입력 이종대

**투약내역**

동의수세보원 소음인편 보중익기탕 + 소음인편 궁귀향소산 각 2.5배량 20첩 일 2회 30일분 1회

8일 복용뒤 대부분 증상소실.

**※사상방 소음인편 보중익기탕**

태양증 망양초증 노권허약 신열 심번 자한 권태산증

임삼 황기 각3돈 백출 당귀 진피 감초 각 1돈 소엽 곽향 각 5푼

**※궁귀향소산**(사상방 소음인방)

향부자 2돈 자소엽 천궁 당귀 창출 진피 구감초 각1돈

생강3쪽 대추2개(총백5경)

입문처방

# 2. 사물탕(1-068) 가감방

전신 피부가려움

## 사물탕(1-068) 가감방

이ㅇㅇ 남 68세 소양인 농업

경남 김해시 주촌면

### ■ 용모

보통 키에 어깨가 벌어진 검은 피부의 건강하고 다부진 체격이다.

### ■ 주증상

1. 1년 전부터 발끝에서 머리까지 부분적으로 가렵다.
2. 한번 손을 대면 계속 긁는다.
3. 피부과에서 알레르기 등 각종 검사와 혈액 검사를 해보아도 원인불명이라 한다.
4. 샤워를 하고 나면 일시적으로 가려움이 덜하다.
5. 수면 중에는 긁지 않는다.
6. 긁어도 피부에는 아무 반응이 없다.

(붉은 선이 생기거나, 부풀거나, 결가가 생기거나 등등 )

### ■ 참고증상

7. 수면 중에 발을 떤다.(집안 내력이라 함)

### ■ 참고

8. 추위를 타고 더위를 잘 견딘다.

9. 식사도 잘하고 소화력도 좋다.
10. 농사 일을 하면 땀을 많이 흘린다.
11. 물은 보통 1L 정도 마신다.
12. 감기몸살은 거의 안 한다.

■ **변증**

발진이나 두드러기 발적이나 피부묘기증 등 다른 피부증상도 없이 피부만 가렵다고 하는 것을 보면 단순 피부소양증이다. 이 경우 노화로 인한 혈액순환의 감소, 혈열(血熱)로 인한 피부 수분의 감소, 피부의 수축으로 인한 발산장애로 인한 피부 가려움 등의 유형이 있다.

4)의 샤워를 하고 나면 일시적으로 가려움이 덜하다는 것을 보면 샤워로 피부 수분이 일시적으로 증가되거나 피부의 모세혈관이 일시적으로 확장되면서 혈액순환이 증가되자 가려움이 없어지는 것을 볼 수 있다.

■ **치법**

피부 가려움은 원인이 발진이나 두드러기 발적이나 피부묘기증 피부 알러지 등을 겸하는 경우에는 정전가미이진탕, 청기산, 탁리소독음, 소풍산, 황련해독탕, 시호사물탕 등을 사용한다.(새로보는 방약합편-이종대 저 참고)

그러나 피부질환이 없으면서 피부가 가려울 경우는 유발원인이 다르므로, 혈액량을 증진시키는 보혈(補血)의 치법을 사용해야 하거나 피부의 모세혈관을 확장시키는 활혈(活血)의 치법을, 또는 수축된 피부의 긴장을 풀어주는 해표의 치법을 사용하는 방법을 사용하게 된다.

■ **처방선정**

고심을 하다가 동의보감을 찾아 보니, 외형 3권 피(皮)문에 가려움은 허증(虛症)이다. 혈액이 영양을 주리(피부)에 공급하지 못하기 때문에 가렵다. '몸이 허하고 가려울 때는 사물탕에 황금을 더하고 부평을 가루내어 함께 조복한다'는 조항이 생각나서 위의 사물탕 가미방으로 선방했다.

다만 이 사람은 검은 피부에 건강하고 다부진 체격이라 피부 긴장을 풀어주는 형방이 더 적합하리라 보고 형개, 방풍을 더하여 사용하기로 했다.

■ **투약**

건강하고 다부진 체격이며 전신이 가려운 것은 혈액이 영양을 주리(피부)에 공급하지 못하기 때문이라면 사물탕 加 황금을, 효력증대를 위해 2배량으로 하고 황금, 방풍, 형개 각1돈으로 5일분 15p을 달여주었다.

■ **경과 1-1**

9일 뒤 확인하니 저번 약을 복용한 뒤에는

1. 1년 전부터 나타난 발끝에서 머리까지 가려운 것이 없어졌으며
2. 가려워서 손을 대면 계속 긁는다는 현상도 없어졌다고 하면서 고마워했다.

■ **경과 1-2**

그 뒤 한 달쯤 뒤 확인하니, 한약 복용 뒤 소양감이 없어졌다가

최근에 다시 가끔 가려워서, 지르텍(세티리진)을 몇 번 복용했다고 한다.

1년간 지속되어온 병이라 한약을 충분히 더 복용하면 치료될 수 있을 것인데 피부병은 만성병이 많아 시간을 두고 치료해야 되는 병인데 하는 안타까운 생각이 들었다.

**※ 민족 의학 자산**
한약업사 고령자 채록사업
경남 김해시 주촌면
신천당 한약방
최효영 선생
2022.10.14. 입력 이종대

**투약내역**

동의보감 외형편 3권 피부〉가려움〉사물탕 배량 + 황금 형개 방풍 각1돈 10첩 5일분

**사물탕**

*치 통치혈병. 혈병을 통치한다.

숙지황 백작약 천궁 당귀 각 1돈 2푼반

제 3 장

# 기초 처방군

1. 자감초탕(상한론)
2. 오약순기산(2-010)
3. 오적산(2-013)
4. 오적산(2-013)
5. 방풍통성산(3-004)
6. 방풍통성산(3-004)
7. 방풍통성산(3-004)
8. 방풍통성산(3-004)
9. 곽향정기산(+연자육)
10. 녹용대보탕(1-030)
11. 녹용대보탕(1-030)

기초처방

# 1. 자감초탕(상한론)

소아 족번열

## 자감초탕(상한론)

최ㅇㅇ 남 8세 소양인 초등1년

경북 구미시 박정희로 동원아파트

### ■ 용모

마른형이고 흰 피부에 고집이 쎈 편이다.

### ■ 과정

필자의 작은 손자이다.

### ■ 주증상

1. 손자가 아기 때부터 한집에 거주해서 자는데 족번열이 심하다.
2. 잠들기 전까지 차가운 곳만 찾아서 발바닥을 이곳저곳에 대곤 하다가 잠이 든다.
3. 발을 만져보면 발바닥이 따끈따끈 하다.

### ■ 참고증상

4. 편식을 하고,
5. 소식하며 먹는 것을 싫어한다.
6. 변비가 있다. 2일에 한 번 본다.
7. 대변은 굳어서 화장지에 묻지 않는다.

■ 참고

8. 수면 중에 이갈이와 도한이 간혹 있다.
9. 한 곳에 집중하면 끝장을 보고 잠시도 가만히 있지 못한다. 산만하고 부지런하다.
10. 6세 이전에는 손가락을 빨아서 잔병치레가 잦았다.
11. 물은 보통 마시고 땀은 별로 안 난다.
12. 겁이 많다. 작은 곤충 벌레를 무서워한다.

■ 변증

어른들에게나 잘 나타나는 족번열이 8살 손주에게 나타나다니 처음엔 황당했다.

결국은 어린아이도 어른들처럼 발바닥의 열이 나거나 화끈거리는 열감이 있는 것은 동맥으로 내려간 동맥계 모세혈관이 정맥계 모세혈관들을 만나 합쳐지면서 혈액량이 증가되자 나타나는 현상으로 보았다.

이 경우 정맥계 모세혈관의 혈류가 정상화되면 손발의 모세혈관 혈액의 증가가 정상화될 수 있으므로 다리에서 올라가는 외장골 정맥의 순환을 정상화시키면 될 일로 보았다.

동맥은 심장의 박출력에 의해서 무조건 분당 70-80회로 뿜어 나오지만, 정맥은 자체의 신축력이나 정맥을 싸고 있는 근육이나 장기의 긴장도에 따라 환류의 영향을 받게 되므로, 이 경우 정맥이 포함된 근육·장기의 긴장을 풀어주어야 환류가 원활해지므로 긴장도를 풀어주기로 하였다.

■ 처방구상

족번열에 많이 알려진 처방으로는 소건중탕, 작약감초탕, 사물탕, 육미지황탕, 독활기생탕, 쌍화탕 등 다수이다. (새로보는 방약합편_이종대저)

작약감초탕으로 이갈이와 잠꼬대를 치료한 적이 있고 해서, 족번열에도 사용하려다가 이갈이와 잠꼬대는 치료가 되었는데, 족번열 증은 낫지를 않았다.

다른 처방을 구상하는 중에 감초와 대추가 위주인 자감초탕도 소건중탕처럼 근육이나 혈관의 긴장을 완화하는 약성이 강할 수 있다는 것을 감안해보면, 족번열증에도 효과가 있을 것 같아서 자감초탕을 선방하기로 했다.

## ■ 투약

손주가 아직 형체를 이루어가는 가장 약한 성장기이며 이런 시기에서도 가장 약한 긴장의 형태로 보고 이완제인 감초, 대추가 가장 많이 포함된 자감초탕을 족번열에 쓰기로 하고 우선 10첩(15팩)을 물에 달여 7팩을 주었다.

## ■ 경과

1. 어린이라 1/2봉씩 하루 2회씩 3일간을 복용하니 족번열 증상이 완화되고,
2. 나머지 4봉을 다 복용하니 족번열증이 완전히 사라졌다.
3. 이후부터는 전보다 밥도 잘 먹는다고 한다.
4. 6개월이 지난 지금까지 한 번도 재발하지 않았다.

**※ 민족 의학 자산**

한약업사 고령자 채록사업

경남 김해시 주촌면

신천당 한약방

최효영 선생

2022.08.17. 입력 이종대

### ⊕ 투약내역

상한론 자감초탕 10첩 일 2회 10일분 1회

**자감초탕**

자감초8g, 생강 계지 각6g, 맥문동 대추 각10g, 마자인8g, 인삼 아교주 각 4g, 생지황32g (혹은 건지황8g)

주수상반전

*** 치 상한 맥결대 심동계**

기허혈소로 맥상이 결대하고, 가슴이 두근거리며, 숨차고 가슴이 갑갑하며, 혀가 빛나고 설태가 없는 증상, 그리고 허로와 폐위를 치료한다. (동양의약대사전 참고)

기초처방

# 2. 오약순기산(2-010)

요통, 굴신곤란, 절을 못해, 운신곤란

## 오약순기산(2-010)

최 ㅇㅇ 남 60세 태음인
부산시 금정구 구서동

### ■ 용모

조금 작은 키에 골격이 굵고 과묵하며 살이 찐 편이고 피부가 희다.

### ■ 과정

필자의 종제다. 지난 묘사 때 오지 않아서 전화를 하니 요통으로 못 갔다고 한다.

### ■ 주증상

1. 허리가 시큰거리고 아파서 굴신하기가 어렵다.
2. 허리가 아파서 굴신을 하기가 곤란하고 여간 불편한 것이 아니다.
3. 병원에서는 골격에는 아무 이상이 없다고 한다.
4. 병원에서 처방한 약을 복용해도 뚜렷한 효과가 없다고 한다.
5. 아픈 걸 진작에 알리지 않았냐고 하니 한약으로 안 될 것 같아서 말하지 않았다고 한다.

### ■ 참고증상

6. 추위를 탄다.
7. 따뜻한 음식을 선호한다.

8. 수족과 몸은 따뜻하다.

9. 땀이 많다. 땀을 흘리면 피로한 편이다.

10. 도한으로 한약 치료를 한 적이 있다.

11. 식성도 좋고 소화력도 좋다.

12. 대소변도 정상이다.

### ■ 참고

13. 살이 잘 찌는 편이다.

14. 혈압과 당뇨는 정상이다.

### ■ 변증

태음인의 특성상 골격이 튼튼한 데에도 요통이 발생한 것은, 바른 자세를 유지하지 못 해서 요추를 유지하고 있는 근육과 신경조직에 미세하게 습담이 울체되어 혈액순환이 원활하지 못해서 풍요통이 발생한 것으로 짐작이 된다.

### ■ 처방선정

요통에 빈용하는 처방으로는 오적산, 독활기생탕, 오약순기산, 회수산, 삼합탕, 통순산, 대방풍탕, 팔미원, 난간전, 대영전, 대강활탕 등이 있다.(새로보는 방약합편-이종대저 참고).

위의 처방들 중에서 허냉하지 않으므로 오적산, 대방풍탕을 제외하고,

허약하지 않으므로 독활기생탕을 제외하고,

자윤부족이 요통의 원인이 아니라서 팔미원, 대방풍탕, 청아환을 제외하고,

부인의 요통이 아니므로 대영전, 난간전을 제외하니 통순산과 오약순기산 등 습체(濕滯)나 습음(濕飮)의 계열만 남았다.

두 처방 모두 효과가 있겠지만 습체(濕滯)의 경향이 뚜렷한 오약순기산을 선방했다.

■ **투약1**

땀이 많고 살이 잘 찌는 것을 보면 체내에 습체(濕滯)가 잘 형성이 된다고 보고 지금의 요통도, 자세불량과 습체(濕滯)로 인해 나타난 요통으로 보고 오약순기산(2-010)을 본방대로 20첩 30p 120cc를 투약했다.

■ **경과1**

오약순기산 복용 2일 뒤 연락이 왔다.

1. 약 3봉을 복용하니 먹구름이 삭 걷히는 듯 허리가 편해지고,
2. 3봉을 더 복용하니 거의 다 나은 것 같다며,
3. 한약이 이렇게 효과가 빠른지 몰랐다고 한다.
4. 보름쯤 뒤 장모님의 약을 부탁했을 때 확인하니 그 뒤로는 일상생활에 아무 지장이 없다고 했다.

■ **증상2**

설날에 만나서 보니 그동안 괜찮다가
또 다시 요통이 발생하여 차례 때 절을 하지 못할 정도로 아파 고생을 하고 있다.

■ **투약2**

지난번 쓴 한약이 효과가 있었던 만큼 이번에는 오약순기산 2배량으로 20첩을 달여 45p 110cc로 달여 주었다.

■ **경과3**

10일 뒤 숙부님 기일에 연락하니 아직 약은 복용 중이고,

1. 요통은 10 → 2 정도로 줄었다.
2. 하루 2회 복용하니, 절반인 1/2 정도 복용한 셈이다.
3. 나아가는 정도를 보면 나머지를 다 복용하면 온전히 다 나을 것으로 보인다.

**※ 민족 의학 자산**<br>
한약업사 고령자 채록사업<br>
경남 김해시 주촌면<br>
신천당 한약방<br>
최효영 선생<br>
2013.02.24. 입력 이종대

**투약내역**

1. 방약합편 중통 10 오약순기산 본방 20첩 1회
2. 방약합편 중통 10 오약순기산 2배량 20첩 1회

**오약순기산 본방**

마황 진피 오약 각 1돈반, 천궁 백지 백강잠 지각 길경 각 1돈, 건강 5푼, 감초 3푼, 강 3편, 조 2매.

*** 치 일절풍질 선복차 소통기도 진이풍약 또 치 탄환 역절풍**

일절풍질에 본방을 선복하여 먼저 기(氣)를 통하게 한 뒤 기타의 풍약을 쓸것인데 신체통 관절통 마비 언어장애 등이 각각 주증이된다.

기초처방

# 3. 오적산(2-013)

타박 격심통, 무릎수술 뒤 무릎타박상, 요통, 하지견인통, 다한, 식욕부진, 기운없음, 피로

## 오적산(2-013)

김ㅇㅇ 여 76세 소양인
경남 김해시 전하동

### ■ 용모

건장한 남성 같은 체격에 뼈대가 굵고 사각진 얼굴 거무스름한 피부에 경우가 바른 여성이다.

### ■ 과정

외출을 하고 집으로 돌아오는 길에 계단에서 앞으로 넘어졌다. 이때 무의식적으로 수술한 무릎이 먼저 딱딱한 계단에 닿으면서 "악"하고 비명을 질렀다. 맑은 하늘에 별이 보일 정도로 심하게 통증이 왔다.

이웃집 사람의 부축으로 겨우 계단에 앉았으나 통증이 너무 심해 황급히 응급실로 실려가서 처치를 받고 택시를 타고 근근이 아파트에 도착했다.

### ■ 주증상

약간 덜 하는 듯싶더니 진통제의 효력이 끝났는지

1. 다시 통증이 발작할 정도로 너무 심하게 아프다.
2. 통증이 심하자 놀라서 자부와 이웃이 다 와 있다. 물론 걸음을 못 걷는다.
3. 지금은 수술한 무릎 부위의 타박상으로 인한 통증으로 좌불안석이다.

### ■ 참고증상

4. 추위 · 더위는 보통인데 더위를 약간 탄다.
5. 하복이 차고 수족냉이 있다. 특히 족냉이 심하다.
6. 땀이 많다.
7. 물은 적게 마신다.
8. 따뜻한 음식을 선호한다.
9. 식욕이 없다. 살기 위해서 먹는다.
10. 소화력은 보통이다. 소화력이 나쁘진 않다.

### ■ 참고

11. 골다공증이 있다.
12. 척추관 협착증으로 발까지 당기고 아프다.
13. 신경을 많이 쓴 뒤로 기억력이 약하다.
14. 피로하고 기운이 없다.

### ■ 변증

수술한 부위인 무릎을 부딪쳤다면 상처가 있는 곳을 타박으로 다시 다친 격이어서 통증이 심할 수밖에 없을 것이다. 이 경우에는 터진 혈관에서 나온 어혈을 활혈으로 제거하면서 터진 혈관 역시 빠르게 복구해야 할 것이나 당장은 심한 통증을 줄여야 하는 것이 급선무이다.

### ■ 치법 및 처방구상

타박상에 쓰는 처방은 당귀수산, 오적산, 귀비탕, 계명산, 소풍활혈탕 등 다수이다. (새로보는 방약합편-이종대 저).

그러나 지금 당장은 통증을 줄여 고통을 없애는 것이 우선일 수밖에 없다. 타박으로 인한 통증을 줄일 처방을 생각해보니 여신탕, 수점산, 귀비탕, 계명산, 당귀수산, 오적산 등이 있다. 이럴 경우는 전인적인 관점으로 처방을 찾아가야 할 것이다.

할머니가 소양인이긴 하나 76세의 고령이라 순환력이 부족할 수 있으며, 무엇보다도 손발이 차고 배가 차며 발이 차며 따뜻한 음식을 선호한다는 생리상태를 참고하여 건강이 포함되어있는 오적산으로 선방하였다.

### ■ 투약 1

이웃이라 약을 빨리 달여 올 테니 우선 진통제라도 드시라 하고, 급히 오적산에 활투대로 거마황+강+총 한 뒤 회향, 목향, 빈랑, 도인, 홍화 1돈씩 더하여 1제를 10일분으로 달여 가져다주었다.

그러면서 증세가 급하고 통증이 심한 만큼 3시간마다 한 팩씩 복용하고, 증세가 완화되면 하루 3팩을 복용하도록 권고했다.

### ■ 경과 1-1

1. 3시간마다 총 한약 6팩을 복용하니 극심한 통증이 급감해졌다.
2. 첫날만 6봉 복용하고 그 뒤부터는 하루 3회 복용했는데, 2일 뒤부터는 일어서는 것은 무리가 있으나, 앉고 눕는 것은 훨씬 편해졌다.
3. 한약을 복용한 뒤로는 진통제를 전혀 복용하지 않았다.
4. 5일 뒤부터는 식욕이 조금 돌아왔다.
5. 척추관 협착증으로 인한 요통과 발까지 당김도 많이 약해졌다.
6. 땀도 많이 줄었다.
7. 대변은 여전히 연변이다.

■ **경과 1-2**

보름쯤 뒤 확인해보니

1. 그 뒤로는 아프지 않았고.
2. 요즘은 잘 걸어 다닌다면서 고마워했다.

■ **증상 2**

7개월 뒤 무리를 했더니 또 요통과 슬통이 나타나고 땀도 너무 많이 난다며 보약을 요청하였다.

■ **투약 2**

먼저의 오적산 복용 후 심한 무릎통증 뿐만 아니라 요통과 발까지 당기는 견인통도 줄어들었고 땀도 많이 줄었다고 하는 것으로 봐서는 오적산이 적합하다고 보고, 이번에는 보약용으로 오적산에 땀 많은 것에 황기 3돈과 허리, 무릎, 근육강화에 두충 1.5돈을 더해 한 제를 지어주었다.

■ **경과 2**

10일쯤 뒤에 확인하니

1. 이번 약 복용 뒤 땀이 덜 나고,
2. 피로하고 기운이 없던 것도 사라져, 기운이 난다고 하였다.

**※ 민족 의학 자산**

한약업사 고령자 채록사업

경남 김해시 주촌면

신천당 한약방

최효영 선생

2022.09.06. 입력 이종대

**투약내역**

방약합편 중통 13 오적산– 마황 생강 총백 + 회향 목향 빈랑 도인 홍화 각 1돈 10일분 20첩 1회.

**오적산**(2-013)

창출2돈 마황 진피 각 1돈 후박 길경 지각 당귀 건강 백작약 백복령 각8푼 천궁 백지 반하 계피 각7푼 감초6푼 강 3편 총3본.

* 치 감상풍한 두신통 사지역냉 흉복작통 구사 혹 상생냉

기초처방

# 4. 오적산(2-013)

생리통 극심, 전신 냉증, 손발참, 소화불량, 식욕부진, 검은생리

## 오적산(2-013)

임 ㅇㅇ 여 27세 한태음인

경남 김해시 외동

### ■ 용모

얼굴은 둥글고 하관이 약간 빠지고, 핏기가 없고 누런 빛이 돌며, 과묵하고 여위어서 키가 커 보이는 체형이다

### ■ 주증상

**1. 추위를 많이 탄다.**

1) 추위가 무섭다.

2) 따뜻한 날씨에도 사무실에서는 난로를 켜고 일한다.

3) 그래서 여름이 좋다.

**2. 어릴 때부터 손발과 몸 전체가 차가웠다.**

1) 이불속에 들어가도 몸이 쉽게 데워지지 않는다.

2) 여름에도 찬물로 샤워를 못 한다.

3) 여름에도 찬 것은 못 먹는다.

**3. 생리통이 극심하다.** (진통제를 먹는다)

1) 생리주기는 28~30일 주기이며,

2) 생리는 4~5일 하고 생리량은 적다.

3) 생리 때 검붉은 덩어리가 나온다.

■ **부수증상**

4. 소화장애가 있다. 먹고 싶어도 더 먹으면 속이 거북하다.

■ **참고증상**

5. 물은 거의 마시지 않는다.
6. 땀도 거의 없다.
7. 대변은 연변이다.
8. 소변은 약간 누런색이다.
9. 잠은 잘 잔다.
10. 붓지는 않는다.

■ **변증**

어릴 때부터 몸이 차고 소화장애가 있는 여성이다. 열에너지의 부족인 양허증인 것이다.

열에너지가 부족하자 소화가 안 되어 소식하고, 소식에 따른 영양분의 흡수도 줄고 혈액의 생성이 줄고, 혈액순환도 느려져 몸이 차가워지고 어혈이 생성되어 생리 때 덩어리와 극심한 생리통이 발생하고 수척해졌다고 생각이 되었다.

■ **치법**

몸을 데우고 어혈을 풀고 소화가 잘 되면 문제가 해결될 것 같았다.

■ **처방구상**

몸이 차고 소화장애와 생리통이 심할 때는 이중탕, 부자이중탕, 부양조위탕, 건리탕 등과

생리통이 심하되 몸이 찬 양허 증상들이 복합적으로 나타날 때는 오적산, 난간전, 조경산, 계강양위탕, 승습탕 등 (이종대 원장님의 새로보는 방약합편에 보면) 많은

처방이 있다.

모두 다 효과가 있겠지만 소화불량이 겸해 있으므로 그중에 자주 애용하는 오적산이 적합하다고 보고 오적산을 선방하였다.

**■ 투약**

추위 타고 몸이 차면서 생리통이 심하면서 소화불량도 겸해 있는 복합 양허상태이므로 이 여러 복합증상을 모두 적용시킬 수 있는 오적산을, 외감은 아니어서 마황은 빼고 활투대로 더하여 1제를 지어 달여주었다. (35봉으로 포장하려고 했는데 40봉이 되었다)

약 복용은 하루 2-3회 식후 1시간 미지근하게 복용하고 술과 찬 음식은 금하라 하였다.

**■ 경과 1-1)**

복용 3일 뒤 전화해보니

1. 속이 편안해졌다며,
2. 목소리가 맑고 기분이 좋아보였다.

**■ 경과 1-2)**

15일쯤 후 다시 확인을 하니

1. 손발이 따뜻해지고,
2. 요즘엔 식사도 잘하고,
3. 식사량도 약간 늘었다.
4. 생리중에 통증이 없고,
5. 생리 색깔도 검지 않고 좋아졌다.
6. 무뚝뚝해서 인사도 잘 안했는데 고맙단 인사를 한다.
7. 대변은 확인하지 못했다.

※ 민족 의학 자산

한약업사 고령자 채록사업

경남 김해시 주촌면

신천당 한약방

최효영 선생

2022.02.14. 입력 이종대

**투약내역**

방약합편 중통 13 오적산 20첩 10일분 1회.

**오적산**(2-013)

창출8g마황진피4g후박 길경 지각 당귀 건강 백작약 백복령 3.2g 천궁 백지 반하 계피 2.8g감초2.4g

활투대로 + 소회향 목향 빈랑 도인 홍화3g 산사 신곡 경포부자 4g을 더하였다.

기초처방

# 5. 방풍통성산(3-004)

체중과다, 뾰루지, 상기, 생리통, 신경질, 얼굴, 다리부종, 더위탐

## 방풍통성산(3-004)

이ㅇㅇ 여 27세 소양인 162cm/75kg

경남 김해시 주촌면

### ■ 용모

보통 키에 피부가 희고 집안일을 곧잘 돕는 아가씨다.

### ■ 주증상

1. 살이 잘 찐다.

   1) 생리 뒤에는 살이 찌다가 그 뒤로는 정상으로 된다.

   2) 얼굴과 다리가 붓는다.

   3) 붓기만 빠지고 살은 그대로 남는다.

2. 얼굴이 상기가 잘 되고 얼굴이 붉다.

   1) 뾰루지가 얼굴과 머리 밑에 나고 가렵다.

   2) 햇빛 알레르기가 있다.

### ■ 부수증상

3. 생리통이 극심하다.

   1) 생리 중에 진통제를 3번 복용할 정도다.

   2) 생리 주기는 25~28일 주기다.

4. 이유 없이 신경질이 자주 난다.

■ **참고증상**

5. 몸에 열이 많다.
6. 더위를 많이 탄다.
   1) 더운 날은 에어컨 없이는 견디기 힘들다.
7. 땀이 많다.
8. 물도 많이 마신다.
9. 식성이 좋고,
10. 소화도 잘 된다.
11. 대변도 매일 보고 잘 본다.

■ **변증**

주호소는 비만과 얼굴 뾰루지, 생리통이다.

과체중에 식성이 좋고, 극심한 생리통과 체열이 높은 소양인의 비만과 뾰루지인 두면종과 부종은 체내의 혈액이 울체되어 순환이 원활하지 못해서 발생한 것으로 보인다. 짜증은 체내 열 발산이 되지 않아서 나타나는 현상이라고 보았다.

■ **치법**

혈액순환 장애와 과다하게 울체된 체열을 청열 · 발산시키고 혈행을 원활하게 소통시켜주면 체중감소와 더불어 생리통 · 뾰루지 · 부종이 소실될 것으로 판단했다.

■ **처방구상**

체열이 높은 사람의 비만과 생리통 · 두면종에는 방풍통성산, 생료사물탕, 양격산을 적용하기도 하고, 다량의 석고가 포함된 대청룡탕(금궤), 마행감석탕(상한론), 월비탕(금궤), 월비가출탕(금궤) 등을 적용하기도 한다.

위의 처방 중에서 환자가 체열이 많고 얼굴이 붉고, 면열이 있고 비만하므로 열이 많고 얼굴이 붉은 사람의 비만증에도 효력이 큰 방풍통성산이 가장 적중할 것 같아서 선방을 했다.

■ **투약1** (7월15일)

얼굴이 붉고 더위를 타며 물을 많이 마시는 열이 많은 소양인의 과체중과 얼굴 뾰루지, 생리통이 체열과다와 열발산 장애로 인해 나타난다고 보고 청열, 이수, 발산 등의 약성이 혼합된 방풍통성산을, 효력증대를 위해 1.5배량 한 뒤, 마황은 2돈으로 조금 증량하고 수증용약례대로 도인, 홍화 각8푼을 더해서 20첩을 120cc 40p으로 투약했다.

■ **경과1-1**(7월27일)

12일 뒤에 확인하니

1. 뾰루지가 더는 발생하지는 않고 피부가 좀 나아졌다.
2. 신경질이 나는 횟수가 줄었다.
3. 부종이 거의 소실되었다.
4. 한약 복용 중에 생리를 했는데 통증이 줄어 진통제는 1회만 복용했다.
5. 7월의 무더위인데도 더위를 타는 것이 덜하다.
6. 얼굴이 상기 되는 것도 줄었다.

■ **경과1-2**(8월12일)

15일 뒤에 다시 확인하니

1. 체중이 전보다 3kg이 감량되었다.
2. 한약은 하루 2회 복용했다고 하였다.

**※ 민족 의학 자산**

한약업사 고령자 채록사업

경남 김해시 주촌면

신천당 한약방

최효영 선생

2023.03.11. 입력 이종대

## 투약내역

방약합편 하통 4 방풍통성산 1.5배량 20첩 1회

※동의보감>잡병2>풍>중풍열병>방풍통성산.

※방풍통성산(防風通聖散)

治諸風熱, 或中風不語, 暴瘖語聲不出, 或洗頭風·破傷風, 諸般風搐, 小兒驚風, 積熱, 或瘡疹黑陷將死,

或傷寒疫癘, 不能辨明, 或風熱瘡疥, 或頭生白屑, 或面鼻生紫赤風刺癮疹, 肺風瘡, 或大風癩疾,

或風火鬱甚, 爲腹滿, 澁痛, 煩渴, 喘悶, 或熱極生風, 爲舌强口噤, 筋惕肉瞤, 或大小瘡腫惡毒, 或熱結, 大小便不通, 幷解酒傷熱毒. [《宣明》]

모든 풍열증이나 중풍으로 말을 못하거나 갑자기 벙어리가 되어 음성이 나오지 않는 것, 세두풍(洗頭風)·파상풍 등의 여러 가지 풍으로 경련이 이는 것, 소아의 경풍, 적열(積熱), 창진(瘡疹)이 검게 함몰되어 죽으려는 것,

상한과 온역을 제대로 분별하지 못하는 것, 풍열로 창개(瘡疥)가 있는 것, 머리에 비듬이 생기는 것, 얼굴과 코에 자전풍(紫癜風)이나 풍자(風刺)나 은진(癮疹)이 생긴 것, 폐풍창(肺風瘡),

혹은 대풍창(大風瘡), 풍화가 심하게 쌓여 배가 더부룩하고 껄끄럽고 아프며 번갈이 있고 숨이 찬것, 열이 심하여 풍이 생겨 혀가 뻣뻣하고 입을 악물며 근이 떨리고 몸이 떨리는 것, 크고 작은 창종(瘡腫)과 악독(惡毒), 열이 몰려서 대소변이 나오지 않는 경우를 치료한다. 아울러 주상(酒傷)으로 인한 열독을 풀어준다. [《선명》]

2. 滑石

一錢七分, 甘草 一錢二分, 石膏· 黃芩· 桔梗 各七分, 防風· 川芎· 當歸· 赤芍藥· 大黃· 麻黃· 薄荷· 連翹· 芒硝 各四分半, 荊芥· 白朮· 梔子 各三分半. 右剉, 作一貼, 入薑 五片, 水煎服. [《入門》]

이 약들을 썰어 1첩으로 하여 생강 5쪽을 넣어 물에 달여 먹는다. [《입문》]

기초처방

# 6. 방풍통성산(3-004)

통풍 4-5년, 대변불규칙

## 방풍통성산(3-004)

김ㅇㅇ 남 55세 태음인 회사원 170cm/82kg

경남 창원시 성산구

### ■ 용모

보통 키에 체격이 좋고 사각진 얼굴에 검은 피부이다.

예의가 바르고 활달한 성격이다.

### ■ 과정

통풍으로 효과를 본 지인의 소개로 방문하게 되었다.

회사에 근무하면서 영업상 또는 회식 등으로 술자리가 잦게 되었는데, 애주가이며 애연가로 담배를 끊은 지는 4~5년 되었다.

술과 고기를 좋아하다 보니 통풍이 발생하여 병원에서 치료를 받고 우선은 안 아파서 몇 해를 그렇게 지내던 중에 지인을 만나 이야기를 들은 뒤 한약방을 방문했다.

### ■ 주증상

1. 오른발 족대지(엄지발가락)가 아픈 지가 4~5년 되었다.
   1) 통증이 극심하면 그때마다 병원에서 치료를 해왔다.
2. 대변을 1회 또는 자주 본다.

■ **참고**

3. 건실한 체격에 잔병 치레는 안 한다.

■ **참고증상**

4. 체열이 많고 냉물을 선호하고 더위를 탄다.
5. 땀이 많다. 특히 얼굴과 머리에 난다.
6. 맵고 짠 자극성 음식을 선호한다. 이때는 머리 · 얼굴에 땀이 난다.
7. 술은 가리지 않고 마신다.
8. 육류를 좋아한다. 특히 해산물을 좋아한다.
9. 소화력과 식욕이 좋다.

■ **변증**

통풍은 혈액 중에 요산의 농도가 높아져서 오는 병증이다. 비교적 나이가 많을수록, 남자일수록, 이 사람처럼 맥주와 고기를 많이 먹을수록 잘 나타나게 된다.

나이가 많으면 콩팥에서 요산을 제거하는 능력이 떨어져 쌓이므로 잘 나타난다.

남자일수록 발병도가 높은 것은 여성호르몬이 적기 때문에 요산을 제거하는 능력이 떨어져서이다. 이 사람처럼 접대로 술과 고기를 자주 먹게 되는 사람들은 고단백으로 인해 고요산이 생성되기 쉬우므로 통풍이 잘 오게 된다고 보았다.

■ **치법**

한약처방에도 통풍을 치료하는 처방들이 있어서 검토해보니 생리 상태마다 치료 방법에 차이가 있어서 생리를 구분하여 치료하는 것이 보다 정확하였다.

■ **처방구상**

통풍에 빈용하는 처방으로는 소풍활혈탕, 영선제통음, 방풍통성산, 오약순기산, 계작지모탕(증보방-19). 진통산(보감)등이 있다.

필자의 경험으로는 건실한 태음인의 통풍일 경우에는 청폐사간탕(사상방)과 체열이 높은 경우에는 방풍통성산이 효과가 좋았다. 그간의 경험을 바탕으로 이 사람은 체열이 높은 만큼 방풍통성산이 더 적합해 보여서 선방했다.

■ **투약**

더위를 타며 찬물을 선호하고. 체열이 많은 것을 기준으로 하여, 열이 많은 사람의 통풍에 사용하는 방풍통성산을, 효력증대를 위해 1.5배량으로 한 뒤 20첩 110cc 40p을 투약했다. 그러면서 맥주는 요산 증가의 요인이 되니 가급적이면 맥주 대신 소주나 양주 같은 주류가 좋을 것이라고 말해주었다.

■ **경과 1**

4일 뒤에 확인하니

1. 통풍으로 인한 통증이 약간 줄어들었다고 한다.

■ **투약 2**

보름쯤 뒤에 한 제를 더 요구해서 전과 같은 방풍통성산 1.5배량으로 달여 주었다.

■ **경과 2-1**

또 보름쯤 뒤에 다시 한 제를 더 요구해서 확인하니,

1. 잦은 대변은 매일 보는 대변으로 바뀌었고,
2. 한 제 반을 복용할 때까지는 심한 통증이 오더니만,
3. 그 뒤부터는 통증이 현저히 감소되었다.
4. 뿌리를 뽑겠다며 한 제를 더 요구한 것이다.

### ■ 경과 2-2

1. 2년 6개월 뒤인 지금까지 통증은 없다.
2. 그러나 통풍 부위가 약간 불리해서 (통증은 없음)
3. 미리 예방용으로 약을 복용하겠다는 것이다.
4. 한약을 복용한 뒤로는 맥주는 안 마시고 업무상 소주는 자주 마셨다고 한다.

### ■ 투약 3

담배를 끊고 나니 식욕이 더 왕성해져서 과체중이 되었다며, 살도 좀 빼고 식욕이 감퇴 되게 해 달라고 해서 방풍통성산이 식욕억제와 체중감소에도 효력이 있으므로 방풍통성산에 마황을 12g으로 증량해서 한 제를 달여 주었다.

※ 민족 의학 자산
한약업사 고령자 채록사업
경남 김해시 주촌면
신천당 한약방
최효영 선생
2023.02.17. 입력 이종대

### 투약내역

방약합편 하통004 방풍통성산 1.5배량 20첩 110cc 40p  2회

※동의보감>잡병3>화>화열치법>방풍통성산

※방풍통성산(防風通聖散)

此方, 治熱風燥三者之總劑也. 盖風本於熱, 熱極則風生, 燥生於風, 風動則燥至, 其實一源流也. 此方能兼之. 其用防風· 麻黃· 薄荷· 荊芥, 使熱邪從玄府出也. 梔子· 滑石, 使熱邪從小便出也.

大黃· 朴硝, 使熱邪從大便出也. 其餘,
黃芩散肺火, 連翹散心火, 石膏散胃火,
芍藥散脾火, 川芎· 當歸和血潤燥,
白朮· 甘草補脾和中, 桔梗開膈, 可謂善於處方也. [方見風門][《丹心》]

열 · 풍 · 조를 모두 치료하는 약제이다. 풍은 열에 근본을 두니 열이 심하면 풍이 생기고, 조는 풍에서 생기니 풍이 동하면 조가 이르는데 사실 그 원인은 같은 것이므로

이 처방은 열 · 풍 · 조를 함께 치료한다.

방풍 · 마황 · 박하 · 형개는 열을 현부(玄府)로 나가게 한다. 치자 · 활석은 열을 소변으로 나가게 한다. 대황 · 박초는 열을 대변으로 나가게 한다. 황금은 폐화를 흩어 주고, 연교는 심화를 흩어준다.

석고는 위화(胃火)를 흩어 주고, 작약은 비화(脾火)를 흩어준다. 천궁 · 당귀는 혈을 조화롭게 하고 마른 것을 적셔 주며, 백출 · 감초는 비를 보하고 속을 조화롭게 하며, 길경은 흉격을 열어 준다. 처방을 잘 만들었다고 할 만하다. [처방은 풍문에 나온다][《단심》]

방풍통성산/ *치 제풍열 혹 창진흑함 혹 풍열창개 두생백설 면비자적 폐풍창 대풍나질 혹 열결이변불통 병해주독.

활석 1돈7푼 감초 1돈2푼 석고 황금 길경 각7푼 방풍 천궁 당귀 적작약 대황 마황 박하 연교 망초 각4푼반 형개 백출 치자 각3푼반 생강 5편

기초처방

# 7. 방풍통성산(3-004)

축농증, 오랜 누런 콧물

## 방풍통성산(3-004)

ㅇㅇㅇ 여 20대 카페 직원 / 경남 김해시 주촌면

### ■ 과정

1984년도에 있었던 일이다. 근처에 있던 카페 직원이 콧물이 자꾸 흐르는 축농증이 있다면서 찾아왔다.

### ■ 주증상

1. 축농증이 심해서 손님에게 차를 따라 주면 노란 콧물이 쭈르륵 흐른다.
   1) 차 주문은 겨울에 많이 오는데, 찬 곳에 있다가 따뜻한 방에 들어가면 코가 주루룩 흐른다. 그것 때문에 늘 손수건을 가지고 다닌다.
   2) 이런 노란 콧물이 생긴 지가 몹시 오래되었다.
   3) 워낙 민망하고 고통스러운지 약을 먹으라고 할 때까지 먹을 테니 낫게만 해 달라고 한다.

### ■ 처방구상

보통 콧물이 줄줄 흐르는 증상에는 동의보감 외형 2편 코(鼻)질환 중 콧물이 나오는 비구(鼻鼽)에 사용한다는 이진탕에 천궁 · 당귀 · 세신 · 백지 · 방풍 · 강활 · 길경 · 박하 · 생강을 더하는 이진탕 가감방을 사용하여 효과를 많이 봐왔다.

그래서 이번에도 콧물이 많은 비구(鼻鼽) 증상이므로 이전부터 사용해온 이진탕 가감방을 사용하기로 하였다.

※참고-비구(鼻鼽): 맑은 콧물을 흘리는 것을 말한다.

■ **투약1**

콧물이 쭈르륵 흐른다는 것을 비구(鼻鼽) 라고 보고는 그간 콧물증상에 오랫동안 많은 효과를 보아온 동의보감의 가감 이진탕으로 1제를 지어주었다.

■ **경과1**

가감 이진탕을 모두 복용한 후에 확인해보니

콧물이 좀 덜 나는 듯하나, 처음과 거의 비슷하다는 것이다.

■ **처방구상2**

어떤 처방을 쓸까 몹시 고민을 하다가 콧물이 생긴 지가 오래 되었고, 본인이 축농증이라고 하며, 콧물 색깔이 누런 것으로 보아 염증이 있다고 판단하여서

습열로 인한 축농증이나 염증 질환에도 사용하는 방풍통성산을 사용해보기로 하였다.

■ **투약2**

오래된 노란색 콧물이 비강내의 염증으로 인한 것으로 보고 축농증이나 염증 질환에도 사용하는 방풍통성산에, 코의 염증이라는 점에서 금은화, 신이를 2돈씩 더하여 먼저 5첩을 지어주었다.

■ **경과2**

지어준 방풍통성산 5첩을 복용한 후,

1. 매일 나오든 누런 코가 나오지 않는다.

2. 염증으로 인한 열이 호흡기에 꽉 차 있어서 방풍통성산 가감방으로 치료가 될 수 있다고 확실하게 판단이 된 셈이다.

■ **투약3**

가감 방풍통성산을 복용하고 오래된 노란 콧물이 나오는 것이 나오지는 않으나 5일분의 약량으로 만성 축농증으로 인한 노란 콧물이 다 나은 것은 아니라고 보고 먼저와 같은 처방인 가감 방풍통성산으로 한 제를 더 지어주었다.

■ **경과3**

1. 오래된 축농증인데도 한 제 복용 후 더 이상 누런 콧물이 나오지 않았다.
2. 그 뒤로는 손수건도 가지고 다니지 않는다.
3. 5첩과 연이은 20첩을 복용한 뒤 완쾌된 것으로 보고 폐약했다.

※ **민족 의학 자산**

한약업사 고령자 채록사업

경남 김해시 주촌면

신천당 한약방

최효영 선생

2022.06.30. 김동관 이필환 김정희 이종대

### 투약내역

방약합편 하통 4 방풍통성산 + 신이 금은화 각 2돈. 1회 5첩. 2회 20첩

**※동의보감>잡병2>풍風>중풍열증>방풍통성산**

**※방풍통성산 防風通聖散**

治諸風熱, 或中風不語, 暴瘖語聲不出, 或洗頭風·破傷風, 諸般風搐, 小兒驚風, 積熱, 或瘡疹黑陷將死, 或傷寒疫癘, 不能辨明, 或風熱瘡疥, 或頭生白屑, 或面鼻生紫赤風刺癮疹, 肺風瘡, 或大風癩疾, 或風火鬱甚, 爲腹滿, 澁痛, 煩渴, 喘悶, 或熱極生風, 爲舌强口噤, 筋惕肉瞤, 或大小瘡腫惡毒, 或熱結, 大小便不通, 幷解酒傷熱毒. [《宣明》]

모든 풍열증이나 중풍으로 말을 못 하거나 갑자기 벙어리가 되어 음성이 나오지 않는 것, 세두풍(洗頭風)·파상풍 등의 여러 가지 풍으로 경련이 이는 것, 소아의 경풍, 적열(積熱), 창진(瘡疹)이 검게 함몰되어 죽으려는 것, 상한과 온역을 제대로 분별하지 못하는 것,

풍열로 창개(瘡疥)가 있는 것, 머리에 비듬이 생기는 것, 얼굴과 코에 자전풍(紫癜風)이나 풍자(風刺)나 은진(癮疹)이 생긴 것, 폐풍창(肺風瘡), 혹은 대풍창(大風瘡), 풍화가 심하게 쌓여 배가 더부룩하고 껄끄럽고 아프며 번갈이 있고 숨이 찬 것,

열이 심하여 풍이 생겨 혀가 뻣뻣하고 입을 악물며 근이 떨리고 몸이 떨리는 것, 크고 작은 창종(瘡腫)과 악독(惡毒), 열이 몰려서 대소변이 나오지 않는 경우를 치료한다. 아울러 주상(酒傷)으로 인한 열독을 풀어준다. [《선명》]

기초처방

# 8. 방풍통성산(3-004)

두면부 화농성여드름, 붉은얼굴, 변비, 탈모, 더위탐, 복부비만

## 방풍통성산(3-004)

고ㅇㅇ 남 16세 소양인 중3학생 178cm 78kg

서울시 중구 통일로 거주.

### ■ 용모

큰 키에 배가 불룩하게 나오고 기골이 장대한 중3 학생이다.

### ■ 과정

알레르기 비염과 중이염 성장부진, 신냉 등으로 한약을 복용한 뒤 비염과 중이염도 낫고 키도 커진 효과를 본 어린이의 형이다.

약을 지으러 온 형은 성악에 천부적인 소질이 있어서 서울로 유학 공부하고 있는 중인데, 사춘기가 되니 얼굴과 머리에 여드름이 생겼다.

### ■ 주증상

1. 화농성 여드름
    1) 얼굴과 머리에 붉은 화농성 여드름이 덕지덕지 심하게 나있다.
    2) 피부과에서 계속 치료를 하면 4~5일은 뜸해지다가,
    3) 피부과 치료를 중단하면 다시 붉게 화농이 되고 여드름 부위가 아프다.
    4) 병원 치료를 해도 여드름 부위가 잘 낫지 않고 아파서 한약 치료를 하러 왔다.

### ■ 부수증상

2. 중3의 16세의 나이임에도 탈모가 심하다.
3. 변비가 심하여 대변을 3~4일에 한 번 본다.

■ **참고증상**

4. 더위를 많이 탄다.
5. 몸에 열이 많다.
6. 겨울철에도 런닝 팬티 차림으로 얇은 봄 이불을 대강 덮고 잔다.
7. 에어컨과 선풍기 바람을 좋아한다.
8. 땀이 많다.
9. 물을 많이 마신다
10. 음식은 안 가리고 많이 잘 먹는다.
11. 많은 식사량에 비해 화장실은 적게 간다.
12. 성격이 급하고 학업으로 스트레스를 많이 받는다.

■ **변증**

위의 더위를 많이 타고 에어컨과 선풍기 바람을 좋아하며. 물을 많이 마시는 것을 보면 체열이 과다하게 울체되어 있다고 판단이 된다. 이는 모두 체열은 많으나 열발산이 원활하지 못해서 나타난 열실증의 복합증상으로 볼 수 있다.

체열이 많아지는 여러 요인으로는 뇌하수체 체온조절 중추에서 열생성 토크가 높게 잡혀있어서 열이 많은 경우가 있고, 피부에서 열발산이 잘 되지 않아 열이 많은 경우가 있다. 대변 배출이 잘 되지 않아 열이 많은 경우가 있고, 소변 배출이 잘 되지 않아 열이 많은 경우가 있다.

스트레스나 긴장 등으로 인하거나 염증 요인으로 인해 열이 많은 경우도 있다. 이 중 3 학생의 경우는 여러 요인이 3-4개씩 겹쳐 복합되어 나타나는 현상으로 보았다.

■ **치법**

복합요인으로 인한 염증성 열성상태로도 볼 수 있으므로 이럴 경우는 체열이 높은 생리를 기준으로 하여 치법을 방향을 설정하는 것이 올바른 방법이라 판단하였다. 따라서 사하, 발산, 청열 등 역시 복합적인 청열의 치법으로 체열 과다의 생리기반을 조절해주면 이로 인한 여러 증상이 소실될 수 있을 것으로 보았다.

### ■ 처방구상

체격이 크고 건실한 다열자의 청열 사하 발산의 치법에 적용하는 소양인의 양격산화탕(사상) 지황백호탕(사상)외에 후세방의 방풍통성산 용호탕(보감) 등이 있다.

선천요인인 체질요인 외 처방 중에서 변비요인이 겸해있으면서 복합열성 병리에 많이 사용하는 방풍통성산으로 선방하였다.

### ■ 투약1

배가 나오고 변비가 있고. 화농성 여드름이 겸해 있으므로 복합요인으로 인한 열성병증에 많이 사용하는 방풍통성산을,

증세가 심한 만큼 2배량으로 한 뒤 20첩 한 제를 달여 주었다.

### ■ 경과1

약 1달 뒤에 확인하니,

1. 3-4일에 1번 보던 변비가 사라져 화장실을 매일 간다.
2. 여드름은 가끔 조금씩 난다.
3. 요즘은 여드름이 화농은 되지 않는다.
4. 머리카락이 덜 빠진다.
5. 8월의 무더운 달인데 한약 복용 전보다 더위를 덜 탄다.

### ■ 투약2

효과가 있으므로 요청대로 방풍통성산 배량으로 한 제를 더 달여 주었다.

### ■ 경과2

1. 방풍통성산 복용 뒤 배가 좀 덜 아픈 것 같다.
2. 붉은 얼굴의 피부는 많이 맑아졌다.
3. 식사도 잘하고,
4. 화장실도 매일 간다.

■ **투약3**

2달 뒤 한 제를 더 요청해서 먼저와 같은 방풍통성산 배량 20첩으로 달여주었다.

■ **주증상 2**

다음해 코로나 델타, 오미크론에 감염이 되어 양약을 복용하고 다 나았는데

1. 아직도 잔기침이 안 떨어진다며 한약을 요청해왔다.

■ **투약4**

역시 열실한 생리를 기반으로 나타나는 잔기침이라 열성상태의 감기에도 사용하는 방풍통성산에, 기침이 주증이라 마황을 1돈으로 증량하고 행인 1돈을 더하여 한 제를 달여 주었다.

■ **경과4**

5일 뒤 전화로 확인해보니

방풍통성산을 며칠간 복용하니 남아있던 잔기침도 모두 소실되었다고 하였다.

■ **후기**

이 학생은 몸에 열이 많은 생리이므로, 증상들도 열이 많은 병리와 증상들인 것이다. 이는 생리에 따라 병리가 달라지고 치법, 처방이 달라진다는 것을 확인할 수 있는 부분이다. 여드름, 변비뿐만 아니라 기침도 역시 체열을 기반으로 치법과 처방을 사용하는 것을 확인해 볼 수 있었다. 생리의 중요성을 인식할 수 있는 치험례이다.

※ 민족 의학 자산

한약업사 고령자 채록사업

경남 김해시 주촌면

신천당 한약방

최효영 선생

2023.09.17. 입력 이종대

**투약내역**

1. 방약합편 하통 4 방풍통성산 배량 20첩 15일분 3회
2. 방약합편 하통 4 방풍통성산 배량+ 마황1돈으로 증량+행인1돈 20첩 중 5일 복용

※동의보감>잡병3>화>통치화열>방풍통성산

※방풍통성산

滑石 一錢七分, 甘草 一錢二分, 石膏· 黃芩· 桔梗 各七分, 防風· 川芎· 當歸· 赤芍藥· 大黃· 麻黃· 薄荷· 連翹· 芒硝 各四分半, 荊芥· 白朮· 梔子 各三分半. 右剉, 作一貼, 入薑 五片, 水煎服. [《入門》]

활석 1.7돈, 감초 1.2돈, 석고 · 황금 · 길경 각 7푼, 방풍 · 천궁 · 당귀 · 적작약 · 대황 · 마황 · 박하 · 연교 · 망초 각 4.5푼, 형개 · 백출 · 치자 각 3.5푼.

이 약들을 썰어 1첩으로 하여 생강 5쪽을 넣어 물에 달여 먹는다. [《입문》]

此方, 治熱風燥三者之總劑也. [《丹心》]

이 처방은 열 · 풍 · 조의 3가지를 전부 치료하는 약이다. [《단심》]

※**防風通聖散**(방풍통성산)

此方, 治熱風燥三者之總劑也. 盖風本於熱, 熱極則風生, 燥生於風, 風動則燥至, 其實一源流也. 此方能兼之.

其用防風·麻黃·薄荷·荊芥, 使熱邪從玄府出也. 梔子·滑石, 使熱邪從小便出也. 大黃·朴硝, 使熱邪從大便出也. 其餘, 黃芩散肺火, 連翹散心火, 石膏散胃火, 芍藥散脾火, 川芎·當歸和血潤燥, 白朮·甘草補脾和中, 桔梗開膈, 可謂善於處方也. [方見風門][《丹心》]

열·풍·조를 모두 치료하는 약제이다. 풍은 열에 근본을 두니 열이 심하면 풍이 생기고, 조는 풍에서 생기니 풍이 동하면 조가 이르는데 사실 그 원인은 같은 것이므로 이 처방은 열·풍·조를 함께 치료한다.

방풍·마황·박하·형개는 열을 현부(玄府)로 나가게 한다. 치자·활석은 열을 소변으로 나가게 한다. 대황·박초는 열을 대변으로 나가게 한다.

황금은 폐화를 흩어 주고, 연교는 심화를 흩어준다. 석고는 위화(胃火)를 흩어 주고, 작약은 비화(脾火)를 흩어준다.

천궁·당귀는 혈을 조화롭게 하고 마른 것을 적셔 주며, 백출·감초는 비를 보하고 속을 조화롭게 하며,

길경은 흉격을 열어 준다. 처방을 잘 만들었다고 할 만하다. [처방은 풍문에 나온다][《단심》]

기초처방

# 9. 곽향정기산(+연자육)

단독(丹毒)

## 곽향정기산(+연자육)

ㅇㅇㅇ 남 1살 미만 아기
부산시 동래구 명륜동

### ■ 용모

1살 미만 남자 아기

### ■ 과정

40년 전의 일이다. 본인이 서른 살 무렵 아직 한약업사 자격시험을 치르기 전. 당시 부친께서는 부산 동래구 명륜동에서 '신천당 한약방'을 운영하실 때 아주 추운 날씨로 기억한다.

아직 돌도 지나지 않은 남자 아기의 사타구니에 벌겋게 되었다고 왕진을 해달라고 기별이 왔다. 아기가 온천장 안에 살고 있다 해서 가까운 거리라 부친이 왕진을 다녀오셨다.

부친께서 다녀오신 뒤 "야야 안즉(아직) 돌도 안 된 아기한테 단독(丹毒)이 생겼는데 약 써서 되겠나?"고 하시길래, "약 써서 안 낫겠습니까?"하고 답을 했다. 졸업 후 이때까지 나는 부친을 도와 한약방 일을 하고 있었다. 부친은 "얼굴 위로 단독이 왔으면 뇌가 위험한데, 사타구니에 나서 다행이다"고 말씀하셨다.

■ **주증상**

1. 사타구니 단독(丹毒)

1) 돌이 안 지난 남자아기의 사타구니에 장미처럼 벌건 색깔의 홍반이 전체적으로 나타났다.

2) 보통은 아기의 단독이면 열독(熱毒)이 있는데 이 아기는 열(熱)은 없다.

3) 아기가 괴로운 듯 젖을 안 먹고 보챘다.

■ **변증**

단독은 보통 열독을 동반하는 홍반으로 장미처럼 벌건 색깔을 띤다. 단독이 흰 것도 있고, 아무 표시 없는 것도 있다. 대개는 빨갛고 쑤신 듯한 통증을 동반한다.

■ **치법**

믿지 못하겠지만 당시만 해도 동래의 여러 의원에서는 이 아기의 병이 단독이라는 걸 모르고 치료를 못하자 아기의 집에서 당시 유명하셨던 아버님께 인편으로 부탁을 해왔던 것이다.

아버님은 예전에 합천에 계실 때 단독을 치료하신 경험이 있어서 아기의 환부를 살펴보고 단독이라고 판단하셨다고 말씀하셨다.

■ **처방구상**

유아기 아기의 단독에 이전부터 처방해왔던 곽향정기산에 감초를 빼고 연자육 2돈을 넣어 2첩을 지어주었다. 왜 연자육을 넣느냐고 여쭤보니 연자육이 12경맥을 다 통하기 때문이고, 감초는 발산을 막는 영향이 있으니 빼는 게 좋겠다고 하셨다.

■ **투약**

부친께서는 아기의 단독에 곽향정기산에 감초를 빼고 연자육 2돈을 더해 2첩을 지어주면서 1첩씩 달여 조금씩 수시로 떠먹이라고 당부하였다. 아기가 약을 안 먹으면 설탕을 타면 달아서 먹게 되니 설탕이라도 타서 먹이라고 했다.

## ■ 경과

부친께서 경과가 궁금해서 다음날 아기 집에 방문했다.

1. 아기 어머니가 말하기를, “아기가 1첩을 채 먹고 덜 보채고 젖을 좀 빠는 걸 보니 고비를 넘긴 것 같습니다” 한다.
2. 남은 약을 어쩌냐고 물어오길래 마저 1첩도 끓여서 다 먹이라고 했고, 그 뒤 아기는 재발하지 않고 그대로 깨끗이 나았다.

## ■ 참고

단독의 원인은 주로 세균이며 대부분 베타 용혈성 사슬알균에 의해 발생하고, 드물게 황색포도알균이 원인균이다. 증상은 수일 내로 급격하게 나타난다. 발열, 오한, 두통, 피로감이 동반될 수 있고, 감염된 피부 주위로 열감, 통증, 부종 등이 생긴다. 주위 정상조직과의 경계가 비교적 명확하며, 만지면 딱딱하고 매우 아프다. 심해지면 수포와 점상출혈이 생기며, 피부 괴사를 일으킬 수도 있다.

**※ 민족 의학 자산**

한약업사 고령자 채록사업

경남 김해 주촌면

신천당 한약방

최효영 선생

2023.05.25. 김동관 김귀선 이종대

**⊞ 투약내역**

방약합편 중통 14 곽향정기산 去감초 加연자육 2돈 2첩. 1첩 달여 나누어 수시복용

**※동의보감> 잡병> 한> 상한음증> 곽향정기산**

**※藿香正氣散 곽향정기산**

治傷寒陰證, 頭痛身疼. 如不分表裏證, 以此導引經絡, 不致變動.

藿香 一錢半, 紫蘇葉 一錢, 白芷· 大腹皮· 白茯苓· 厚朴· 白朮· 陳皮· 半夏(製) · 桔梗· 甘草(炙) 各五分.

右剉, 作一貼, 入薑 三片, 棗 二枚, 水煎服. [《醫鑑》]

상한음증으로 머리가 아프고 몸이 쑤신 경우를 치료한다. 만약 표증과 이증을 구분할 수 없으면 이 약으로 경락을 인도하면 병이 심해지지 않는다.

곽향 1.5돈, 자소엽 1돈, 백지 · 대복피 · 백복령 · 후박 · 백출 · 진피 · 반하(법제한다) · 길경 · 감초(굽는다) 각 5푼.

이 약들을 썰어 1첩으로 하여 생강 3쪽, 대추 2개를 넣어 물에 달여 먹는다. [《의감》]

기초처방

# 10. 녹용대보탕(1-030)

알레르기 비염(후비루), 잦은 감기, 기침, 추위탐, 요통, 피로, 기허

## 녹용대보탕(1-030)

허○○ 여46세 소양인 164cm/54kg

서울시 성북구 성북동

### ■ 용모

약간 큰 키에 보통 체형이다.

### ■ 과정

부모님이 한약방에서 한약의 효과를 보아 따님에게 권유해 전화 통화로 증상을 확인하고 한약을 투약한 경우이다.

### ■ 주증상

**1. 알레르기 비염이 있다.**

1) 알레르기 비염에 걸린 뒤부터 후비루가 있다.

**2. 감기에 자주 걸린다.**

1) 감기에 걸리면 기침 콧물 두통 인후통을 동반한다.

2) 감기 뒤 간간히 기침을 한다.

### ■ 부수증상

3. 추위를 많이 탄다.

4. 자주 피로하고,

5. 기운이 없다.

■ **참고 증상**

6. 손발은 따뜻하다.
7. 따뜻한 음식을 선호한다.
8. 물도 적게 마시고 땀도 별로 없다.
9. 식욕은 좋고 소화도 잘된다.
10. 대변은 이틀에 한 번 잘 보는 편이다.
11. 대장 용종 시술 뒤부터 변비 경향이 있다.
12. 가끔 허리가 아프다.

■ **참고**

13. 자녀는 3명이고
14. 소파수술을 2회 했다.

■ **변증**

소양인이며 손발은 따뜻해도 피로하고 기운이 없는 것을 보면 추측컨대 산후에 조리가 안 되었고 또 소파수술의 경력도 있는 것으로 보아 몸이 약해지면서 체열이 떨어져 잦은 감기에, 알레르기비염과 추위를 많이 타는 것으로 보았다.

에너지의 발생구조는 튼실한 소양인인데 원활한 열에너지의 형성과 공급이 부족하여 나타난 양허증으로 생각이 되었다.

■ **치법**

추위를 많이 타는 것을 보면 몸을 따뜻하게 데워줄 온열약과
기운이 없고 피로하다는 것을 보면 기운을 내는 보기약을,
식욕과 소화력은 좋은데도 가끔 허리도 아프다는 것을 보면 보정약도 겸하는
온열 보기 보혈 보정의 치법을 검토해 보았다.

## ■ 처방구상

추위를 많이 타고 잦은 감기와 비염, 피로, 기허에 식욕과 소화력이 좋은 소양인의 양허증으로 인한 요통, 지절통에 많은 효과를 보아온 녹용대보탕으로 선방하고 잦은 감기 기침에 향소산을 합방하기로 하였다.

## ■ 투약1

손발은 따뜻하나 추위를 많이 타고 피로와 기허를 겸한 소양인의 양허증에
녹용대보탕에 녹용을 거하고 향소산을 합방하여 2배량 45봉을 달여 주었다.
실온에 보관하고 데우지 말고 복용하라 했다.

## ■ 경과1-1

오후 2시경에 약을 받아

1. 약 1봉을 복용을 하니 전신에 열감이 전해져 걱정이 되었다.
2. 체온을 측정을 해보니 정상인데 어찌된 영문인지 몰라 문의해왔다.
3. 전신에 온기가 퍼져나가는 징조라며 걱정을 말라고 했다.

## ■ 경과1-2

18일 뒤 한 제를 더 부탁하였다. 확인하니,

1. 전과 다르게 몸이 많이 따뜻해졌다.
2. 추위를 덜 탄다.
3. 비염과 후비루가 소실되었다.
4. 요통이 소실되었다.
5. 피로도 없어지고,
6. 기운이 없는 기허 증상도 없어졌다.
7. 자녀들이 감기 중인데 다른 때 같으면 같이 하는데 이번엔 그냥 지나갔다.
8. 간간이 하는 기침도 소실되었다.
9. 몸 상태가 거의 정상으로 회복이 된 것으로 판단하였다.

■ **투약2**

이번에는 몸이 많이 따뜻해졌으나 같은 약으로 1제를 더 부탁해서 예방 차원에서 보약용으로 녹용대보탕에 녹용과 부자를 제거하고. 향소산을 합방하여 2배량으로 한 제를 더 지어서 달여 주었다.

**※ 민족 의학 자산**

한약업사 고령자 채록사업

경남 김해시 주촌면

신천당 한약방

최효영 선생

2013.07.31. 입력 이종대

**투약내역**

방약합편 상통 30 녹용대보탕 2배량 + 중통 17 향소산 2배량 20첩 10일분 1회

**※동의보감>잡병4>허로>양허>녹용대보탕**

**※鹿茸大補湯 녹용대보탕**

治虛勞少氣, 一切虛損.

肉蓯蓉· 杜冲 各一錢, 白芍藥· 白朮· 附子(炮) · 人參· 肉桂· 半夏· 石斛· 五味子 各七分, 鹿茸· 黃芪· 當歸· 白茯苓· 熟地黃 各五分, 甘草 二分半.

右剉, 作一貼, 薑三, 棗二, 煎服.《入門》

허로로 기운이 없는 것이나 모든 허손을 치료한다.

육종용 · 두충 각 1돈, 백작약 · 백출 · 부자(습지에 싸서 굽는다) · 인삼 · 육계 · 반하 · 석곡 · 오미자 각 7푼, 녹용 · 황기 · 당귀 · 백복령 · 숙지황 각 5푼, 감초 2.5푼. 이 약들을 썰어 1첩으로 하여 생강 3쪽, 대추 2개를 넣어 달여 먹는다.《입문》

기초처방

# 11. 녹용대보탕(1-030)

뇌 동맥류 수술 후유증, 향취불문, 기억감퇴, 전신냉, 피로, 불면증, 손발참,
발바닥통증, 묽은변, 어깨통, 허리통, 식욕부진

## 녹용대보탕(1-030)

최ㅇㅇ 여 69세
부산시 부산진구 초읍동

### ■ 용모

보통 키에 살이 찐 편이며 황색 피부의 마음씨 좋은 여성이다.

### ■ 과정

MRI 검사 중 뇌동맥류가 발견되어 수술을 했다. 뇌수술 후유증인지 그 뒤부터 여러 증상들이 나타났다.

### ■ 주증상

뇌 수술 뒤부터,

1. 냄새를 전혀 못 맡는다.
2. 기억력이 격감되어서 방금 한 말과 행동도 기억이 없다.
3. 불면증이 심하다.
4. 발바닥 통증으로 보행이 힘들다.
5. 손발과 배 전체와. 온몸이 매우 차다.
6. 극심한 피로가 있다. 식당 일을 하는데 힘들고 과로가 된다.
7. 기운이 너무 없어 기핍으로 누울 자리밖에 안 보인다.

■ **부수증상**

8. 몇 년 전에 허리가 아파 요추 시술도 했다.
9. 몇 년 전에 다리 골절로 입원한 적이 있다.
10. 어깨도 아프다.
11. 허리도 아프다.

■ **참고증상**

12. 추위를 많이 타고 따뜻한 음식이 좋다.
13. 에어컨 선풍기 바람을 싫어한다.
14. 땀도 거의 없다. 물도 적게 마신다.
15. 식욕이 없다.
16. 소화는 잘된다.
17. 대변은 항상 묽게 본다.

■ **변증**

주호소는 뇌동맥류 수술 후 나타난 심한 건망증, 불문향취, 기운이 없고 피로하여 항상 누우려고만 하는 기핍이다.

그러나 자세히 보면 기운이 없는 기핍 외에 손발과 배·온몸이 매우 차고, 추위 많이 타고 에어컨 선풍기 바람을 싫어하는 체열 결핍인 양허증도 겸하고 있음을 알 수 있다.

즉 수술로 인하여 체력이 급감하면서 양허를 바탕으로 한 기핍이 겸해진 상태로 보았다.

■ **치법**

주호소는 건망증, 불문향취, 불면증, 기핍, 양허증 등이나 이를 회복시키기 위해서는 보기 · 온열을 위주로 한 보약치료를 통해서 생리기능을 활성화를 통해 순환기능도 정상화시켜야 한다고 보았다.

그렇게 될 때 비로소 전신 기능이 회복되면서 위의 여러 증상들이 해소될 수 있다고 보았던 것이다.

■ **처방구상**

몸이 차고 추위를 심하게 타는 허냉증과 기혈부족으로 위의 여러 증상이 발생했으므로, 허손과 양허형 요통과 지절통에도 효과가 있는 녹용대보탕으로 선방을 하였다.

■ **투약 1**

손발과 몸이 차고 추위 타는 허냉상태를 양허증으로 보고, 몸이 차고 기운은 없으나 소화력은 좋다는 점에서 녹용대보탕을, 효력증대를 위해 2.5배량으로 한 뒤,
1제 20첩을 지어 60p으로 나누어 일 2회 복용하는 1달 분량으로 주었다.

■ **경과 1-1**

복용 5일 뒤 확인해보니
그 약을 4일간밖에 복용하지 않았는데도

1. 없었던 밥맛이 좋아져서 식욕이 증가되었다.
2. 전보다 피로가 줄어들었다.
3. 수면 시간이 4~5시간으로 늘었다.
4. 늘 차던 손발이 따뜻했다.
5. 발바닥 통증인 족저통도 이젠 아프지 않다.
6. 대변 상태도 좋아져 묽지 않고 정상변을 본다.
7. 늘 있어왔던 견통과 요통도 사라졌다.
8. 그러나 아직은 후각상실과 기억력 감퇴는 여전하다.

■ **경과 1-2**

2년 뒤 다시 약을 지으러 왔다. 확인해보니

1. 그 약을 복용하고 몸도 따뜻해지고,
2. 못 맡았던 냄새도 잘 맡는다. 그러나 아직 옅은 냄새는 못 맡는다.
3. 없던 기억력도 좋아졌다.
4. 요즘 바쁜 식당 일로 다시 과로하여 어깨 통증이 있고 피로하다.
5. 그러면서 지난번과 동일한 약인 녹용대보탕으로 한 제를 더 지어달라고 하였다.

■ **투약 2**

요청대로 먼저와 같은 녹용대보탕으로 1제를 더 지어 주었다.

■ **고찰**

허약을 모르면 이런 경우는 치료가 어려울 수 있는 경우이다. 질병이나 증상을 원인(병인)으로 찾아 접근해 보면 의외로 치료가 잘 안된다는 것을 느낄 때가 있다. 왜냐하면 질환이나 증상이 없어지는 것은 몸(생리)의 회복 문제이기도 하기 때문이다.

몸을 중심으로 하는 생리중심의 의학공부가 필요할 때라고 다시 확인해본다.

**※ 민족 의학 자산**

한약업사 고령자 채록사업
경남 김해시 주촌면
신천당 한약방
최효영 선생
2022.07.15. 입력 이종대

**투약내역**

방약합편 상통 30 녹용대보탕 2,5배량 20첩 1일2회 30일분 1회

※녹용대보탕: 치 허로 소기 일체허손

육종용 두충 각4g 백작약 백출 부자 포 인삼 육계 반하 석곡 오미자 각2.8g

녹용 황기 당귀 백복령 숙지황 각2g 감초1g 상강 3편 대추 2개

※동의보감>잡병4>허로>양허>녹용대보탕

※녹용대보탕 鹿茸大補湯

治虛勞少氣, 一切虛損.

肉蓯蓉· 杜冲 各一錢, 白芍藥· 白朮· 附子(炮) · 人參· 肉桂· 半夏· 石斛· 五味子 各七分, 鹿茸· 黃芪· 當歸· 白茯苓· 熟地黃 各五分, 甘草 二分半.

右剉, 作一貼, 薑三, 棗二, 煎服. [《入門》]

허로로 기운이 없는 것이나 모든 허손을 치료한다.

육종용 · 두충 각 1돈, 백작약 · 백출 · 부자 (습지에 싸서 굽는다) · 인삼 · 육계 · 반하 · 석곡 · 오미자 각 7푼, 녹용 · 황기 · 당귀 · 백복령 · 숙지황 각 5푼, 감초 2.5푼.

이 약들을 썰어 1첩으로 하여 생강 3쪽, 대추 2개를 넣어 달여 먹는다. [《입문》]

# 제 4 장

# 중급 처방군

1. 가미귀비탕(1-098)
2. 청서익기탕(1-013)
3. 단치소요산(2-166)
4. 청심연자음(2-064)
5. 가미온담탕(2-091)
6. 만금탕(1-004)
7. 정전가미이진탕(3-071)
8. 가미사칠탕(3-070)
9. 반총산(3-136)
10. 청리자감탕(1-018)
11. 소풍탕(2-002)
12. 우귀음(1-046)
13. 당귀사역탕(2-152)
14. 비화음(1-050)
15. 대영전(1-047)
16. 옥지산(3-122)
17. 옥지산(3-122)
18. 옥지산(3-122)
19. 자음강화탕(2-042)
20. 자윤탕(3-001)
21. 여택통기탕(2-127) + 단녹용탕(1-113)
22. 소적정원산(3-040)
23. 탁리소독음(1-093)
24. 개결서경탕(3-131)
25. 회수산(3-128)
26. 통순산(2-155)
27. 빈소산(3-135) → 배농산급탕(금궤)
28. 위풍탕(2-106)
29. 청장탕(3-063)
30. 치자청간탕(3-148) + 하고초산(2-155)

중급처방

# 1. 가미귀비탕(1-098)

스트레스과다, 가슴답답, 어지러움, 상기, 우울, 불안, 정충, 경계, 역류성식도염, 임플란트후유증 예방용보약

## 가미귀비탕(1-098)

김ㅇㅇ 여 77세 태음성 소양인 / 부산시 동래구 명장동

### ■ 용모

홍조를 띤 붉은 얼굴에 수심이 가득해 보인다.
체형은 보통 키에 약간 살이 찐 편이다.

### ■ 과정

제부가 본원에서 한약을 복용 뒤 몸이 좋아지자, 제부의 소개로 약을 지으러 왔다. 체력이 많이 약해서 임플란트를 하기 전에 미리 보약을 먹으려고 한다는 것이다.

### ■ 주증상

1. 남편으로부터 스트레스를 많이 받는다.
   1) 남편만 만나면 사사건건 잔소리로 스트레스를 받는다.
   2) 될 수 있으면 남편을 피해 밖으로 다닌다.
2. 오래 전부터 어지러워서 걸을 때 넘어지지 않으려고 조심한다.
3. 피로하고, 기운이 없다.
4. 상열, 하냉 하다.
5. 우울 경계 정충 불안 초조하고 조급해진다.
6. 일주일에 1–2회 상기가 된다.

■ **부수증상**

7. 종아리에 쥐가 자주 난다.

■ **참고증상**

8. 추위를 많이 탄다.
9. 손발이 차다.
10. 물은 많이 마시고, 땀은 적다.
11. 식욕 부진이 있다.
12. 속이 더부룩하다.
13. 역류성 식도염이 있다.
14. 신경만 쓰면 변비가 된다.
15. 잠은 그런대로 잘 잔다.

■ **참고**

16. 인삼은 받지 않는다. 복용하면 발열이 난다.
17. 다른 신체통은 없다.
18. 잔병치레도 잘 안 한다.

■ **변증**

노인들의 경우 임플란트를 하고 나면 지치고 기운이 없어 맥을 못 추는 사람들이 더러 있다. 추측하건대 턱뼈에 드릴로 구멍을 뚫어 나사를 박아 넣는 과정에서 드릴 진동으로 인해 두개골에 진동이 오게 되고, 이 과정에서 드릴 충격과 긴장 후 이완으로 체력손모가 급격하게 이루어져 맥을 못 추는 기핍이 오는 게 아닌가 추정해본다.

젊거나 건강한 사람들은 아무런 후유증이 없으나 허약한 노인들에게는 자주 나타나는 일이기도 하여 임플란트 후유증을 예방하기 위해서 미리 보약을 먹겠다는데 공감을 하고 약을 지어주기로 했다.

## ■ 치법

할머니가 걱정을 하고 있는 임플란트 후유증이란 턱뼈에 드릴진동으로 오는 기핍증상들이라 이 경우 두개골의 진동으로 인한 긴장요인을 풀어주면서 긴장 후 이완으로 온 기핍을 보강해줄 수 있는 치법을 사용해야 할 것이다.

대체로 허약으로 오는 긴장에는 감맥대조탕이나 온비탕, 소건중탕류를, 긴장 뒤 이완으로 오는 탈기증에는 보중익기탕류를 많이 사용하고, 두 요인이 모두 있을 경우에는 귀비탕류나 청심연자탕을 많이 사용하게 된다.

## ■ 처방구상

몸의 입장에서 보면 턱뼈의 드릴진동은 충격이고 심한 스트레스일 수 있다. 할머니가 77세의 고령이라 임플란트 후유증으로 오는 기핍에 많이 사용하여 왔으며, 허증의 스트레스에도 많은 효과를 보아온 가미귀비탕을 검토해 보았다.

이 경우는 임플란트 후유증을 예방하고자 미리 먹는 약이긴 하나 이 역시 임플란트 후유증에 사용하는 처방을 많이 사용하기에 같은 처방으로 사용하기로 하였다.

## ■ 투약

임플란트 직전에 예방을 위해 먹는 약이긴 하나 후유증으로 사용 처방과 같거나 비슷하며 또한 스트레스도 많이 받고 있으므로 가미귀비탕을 사용하기로 하였다.

다만 효력증대를 위해 2.5배량으로 하고, 인삼이 안 맞는다고 하여 황기 3돈으로, 스트레스에 향부자 3돈과 소엽 1돈을, 속이 더부룩하고 식부진에 삼선산(산사신곡맥아)을, 녹용 보약을 원하여 단녹용탕 1돈씩 3량을 합방하여 20첩을 지은 뒤 30일분 60p으로 달여 주었다

■ **경과1-1**

20여일 뒤 통화 때 아직 약을 먹는 중이긴 하나

1. 식욕이 돌고, 더부룩한 것이 좋아졌다.
2. 가슴 답답함은 소실되었다.
3. 우울 불안 정충 경계 등 증상이 많이 개선되었다.
4. 기운이 없는 것과 피로도 줄었고
5. 어지러운 것도 감소되었다.
6. 역류성 식도염도 좋아졌다.
7. 상기되는 것도 소실되었다.
8. 한약을 복용하니 마음이 편해졌다.
9. 몸이 좋아지고 있으니 약을 다 먹고 나면 치과에 갈 것이라 했다.

■ **경과1-2**

그 뒤 다시 통화 때, 임플란트 시술을 하고 난 뒤에도

다른 이웃들처럼 기운이 빠져서 힘들어하는 것은 나타나지 않았다고 하였다.

**※ 민족 의학 자산**

한약업사 고령자 채록사업

경남 김해시 주촌면

신천당 한약방

최효영 선생

2022.10.5. 입력 이종대

**투약내역**

방약합편 상통 98 가미귀비탕 2.5배량 [귀비탕(1-066)+ 시호 산치자 1돈]+ 상통 113 단녹용탕 + 의종손익 삼선산 + 향소산 20첩 60봉 30일분 1회

※동의보감>내경3>포>통혈치법>가미귀비탕

※가미귀비탕 加味歸脾湯

治肝脾怒鬱, 月經不通. 卽歸脾湯加柴胡· 山梔仁 各一錢.

右剉, 水煎服之. [《良方》]

간비(肝脾)에 노기가 울체되어 월경이 나오지 않는 것을 치료한다. 귀비탕에 시호 · 치자인 각 1돈을 더한 것이다.

이 약들을 썰어 물에 달여 먹는다. [《양방》]

중급처방

# 2. 청서익기탕(1-013)

불사음식, 팔저림, 손가락저림, 고관절통, 전근(쥐)

## 청서익기탕(1-013)

김ㅇㅇ 남 71세 소양인
경남 함양군 함양읍

### ■ 용모

깡마른 체구에 검은 피부, 강단 있는 사람이다.

### ■ 과정

오랜 당뇨로 고생해오면서 양격산화탕, 활혈윤조생진음 등으로 효과를 보아 왔다.

### ■ 주증상

1. 최근부터는 음식 생각이 전혀 없다.
2. 1주일을 다 합해서 3공기 정도를 겨우 먹는다. 이틀에 밥 1공기도 안 먹는 편이다.
3. 가끔 두유를 조금씩 마시기도 하는데 양은 적다.
4. 육류는 전혀 안 먹는다.
5. 해산물은 좋아하나 원래가 소식을 하는지라 양은 적다. 그나마도 생각이 없다.
6. 전기밥솥에서 밥 익는 냄새를 보통의 사람이면 구수하게 느끼는데 본인은 구린 냄새가 난다고 한다.

### ■ 부수증상

7. 당뇨가 오래 되었다.
8. 우측 견통과 팔과 손가락이 저리다.
9. 고관절통과 전근(쥐)이 있다.

### ■ 참고증상

10. 더위를 탄다.
11. 물은 많이 마시고 땀은 거의 없다.
12. 소식을 하는 관계로 소화 장애는 없다.
13. 변비는 없다.

### ■ 참고

14. 음식을 적게 먹는 것 치고는 피로나 기허는 없다.
15. 부지런한 성격이라 활동을 많이 하는 편이다.

### ■ 변증

소모성 질환인 당뇨와 잠시도 가만히 있지를 못하는 부지런한 성품에 체열도 높은 편이라 자연히 대사량이 많게 되므로 에너지 소모도 많은 편이라 볼 수 있다.

따라서 에너지가 부족하기 쉬운 상태가 되기 쉽고, 이에 따라 당연히 비위의 기능이 감소할 수밖에 없어서 불사음식의 증상이 나타나는 것으로 보았다.

또한 부수증상인 견비통과 고관절통 전근 등은 식사만 잘하게 되면 생리기능도 활성화되어 이 같은 증상은 불사음식 증상과 함께 소실될 것으로 보았다.

### ■ 치법

깡마른 체구에 검은 피부, 강단이 있는 소양인이며 더위를 타고 물은 많이 마시며 양격산화탕, 활혈윤조생진음 등으로 효과를 보아온 것을 참고하여

당뇨에도 좋고 강단있는 소양인의 불사음식도 회복할 수 있는 청열보기의 치법을 써보기로 했다.

■ **처방구상**

일반적인 기허(氣虛)를 겸한 식욕부진에는 삼출건비탕, 비화음, 전씨이공산, 향사양위탕, 보중익기탕, 삼령백출산 등을 많이 사용하고, 기혈허를 겸한 식욕부진에는 인삼양영탕, 쌍화탕, 십전대보탕, 위풍탕, 소건중탕 등을 많이 사용한다.

위의 열거한 처방도 불사음식이나 식욕부진에 다 효험이 있는 처방이겠지만,

약간 열성을 띄고 더위를 타는 소양인 남성에게는 청열 · 보기의 약성을 가진 여름철 기허에 사용하는 청서익기탕이 가장 적합 할 수 있다고 보고 청서익기탕을 선방했다.

견비통과 고관절통 전근 등은 불사음식이 사라져서 식사만 잘하게 되면 저절로 소실될 것으로 보았다.

■ **투약**

더위를 타고 검은 피부, 강단이 있는 소양인의 불사음식에 여름철 기허에 사용하는

청서익기탕(1-013) 2.5배량에 녹용을 원하므로 단녹용탕을 합방하여 120cc 60p 30일분으로 하루 2회 복용하라며 달여 주었다.

## 경과1-1

5일 뒤 확인하니

1. 청서익기탕 3p을 복용하니 거짓말같이 식사를 하고 싶다는 생각이 들었다.
2. 그 뒤부터는 적은 양이긴 하나 식사를 하게 되었다고 한다.

## 경과1-2

다시 5일 뒤 확인하니

1. 이제는 1끼에 1공기씩 하루 2끼씩 식사를 잘하고 있다고 한다.
2. 젊었을 때도 3끼를 먹으면 배가 불러서 2끼만 식사를 했다.
3. 팔저림. 손가락저림과 고관절통, 전근은 소실되었다고 한다.
4. 견통은 너무나 오래된 탓인지 여전하다.

※ 민족 의학 자산

한약업사 고령자 채록사업

경남 김해시 주촌면

신천당 한약방

최효영 선생

2022.12.28. 입력 이종대

## 투약내역

방약합편 상통 13 청서익기탕 2,5배량 + 상통 113 단녹용탕 20첩 30일분 1일 2회

**※청서익기탕**

창출1돈반 황기 승마 각1돈 인삼 백출 진피 신곡 택사 각5푼 황백주초 당귀 건갈 청피 맥문동 감초 각3푼 오미자 9립. × 2,5배량 + 단녹용탕(녹용 1돈)

**※동의보감>잡병3>서병>여름더위>청서익기탕**

**※청서익기탕 清暑益氣湯**

治長夏濕熱蒸人, 四肢困倦, 精神短少, 懶於動作, 身熱煩渴, 小便黃而數, 大便溏而頻, 或泄或痢, 不思飮食, 氣促自汗.

蒼朮 一錢半, 黃芪· 升麻 各一錢, 人參· 白朮· 陳皮· 神麴· 澤瀉 各五分, (酒)黃柏· 當歸· 靑皮· 麥門冬· 乾葛· 甘草 各三分, 五味子 九粒.

右剉, 作一貼, 水煎服. [《東垣》]

늦여름에 습열이 사람을 훈증하여 사지가 노곤하고 정신이 없으며, 움직이기 싫어하고 몸에 열이 나면서 번갈이 있으며, 소변이 누렇고 잦으며, 대변이 무르고 잦거나 설사나 이질이 있으며, 음식 생각이 없고 숨이 차면서 자한이

있는 경우를 치료한다.

창출 1.5돈, 황기 · 승마 각 1돈, 인삼 · 백출 · 진피 · 신국 · 택사 각 5푼, 황백(술로 법제한다) · 당귀 · 청피 · 맥문동 · 갈근 · 감초 각 3푼, 오미자 9알.

이 약들을 썰어 1첩으로 하여 물에 달여 먹는다. [《동원》]

此藥, 人參· 白朮· 黃芪· 升麻· 甘草· 麥門冬· 當歸· 五味子· 黃柏· 乾葛, 是淸暑補氣也. 蒼朮· 神麴· 陳皮· 靑皮· 澤瀉, 理脾也《東垣》

이 약에서 인삼 · 백출 · 황기 · 승마 · 감초 · 맥문동 · 당귀 · 오미자 · 황백 · 갈근은 더위를 식히고 기를 보한다. 창출 · 신국 · 진피 · 청피 · 택사는 비(脾)를 다스린다. [《동원》]

중급처방

# 3. 단치소요산(2-166)

남성의 갱년기증상, 스트레스로 인한 상기·홍조·면한·천면·후두통·피로·신경질

## 단치소요산(2-166)

김ㅇㅇ 남 53세 태음성소양인 경찰관
경남 김해시 주촌면 선천로

### ■ 용모

보통의 키에 검은 피부이며 사각진 얼굴로 건강한 편이다.

### ■ 과정

단골 손님의 사위로 파출소 소장이다.
스트레스를 많이 받는데 한약으로 해소할 수 있냐며 문의해왔다.

### ■ 주증상

1. 상기가 자주 되어 술취한 사람처럼 얼굴이 붉다.
2. 상기가 되면 얼굴에 땀이 난다.
3. 후두통이 있다. 후두가 찌릿찌릿해서 기분이 나쁘고 신경이 많이 쓰인다.
4. 별 일이 아닌 것에도 신경질이 자주 난다.
5. 직장 일로 스트레스를 많이 받는다.

### ■ 부수증상

6. 피로가 잦다.
7. 기상곤권이 있다.

## ■ 참고증상

8. 몸과 수족은 따뜻하다.
9. 물도 많이 마시고 땀도 많다.
10. 식사도 잘하고 소화력도 좋다.
11. 잠을 깊이 못 잔다.

## ■ 참고

12. 심장에 스탠트 시술을 했다.
13. 병원의 진단에서 경계성 당뇨라 한다. (공복혈당 수치 120).
14. 스트레스가 많아도 혀에 치흔도 없다.
15. 경계 정충 불안 등 신경증상도 없다.

## ■ 변증

과중한 업무와 스트레스 과다로 심장의 관상동맥은 이미 장애가 와서 스텐트 시술을 했고,

스트레스와 과로로 인해 간장에 열이 울체 되면서 상기로 인한 홍조와 자한, 후두통 같은 증상들이 발생된 것으로 보았다.

## ■ 치법

따라서 이 경우는 누적된 간화와 심화를 같이 풀어주면 상기로 인한 홍조, 후두통, 신경질과 같은 여러 증상들이 완화가 될 것으로 보았다.

간열을 사하시키면서 심열을 사심 시킬 수 있는 치법을 사용하기로 하고, 특히 신경질 증상을 보고 시호, 작약이 포함된 처방을 선방키로 하였다.

## ■ 처방선정

스트레스 질환으로 인한 것이므로 여성의 갱년기 증상으로 인한 상기 면홍조에 많이 사용하며 때로는 남녀를 가리지 않고 신경질 증상에도 탁효를 보아온 소요산에 목단피, 치자가 포함된 단치소요산(소요산+목단피, 치자)으로 선방하였다.

■ **투약**

스트레스와 과로로 인한 간열과 심열에 소요산+목단피, 치자로 구성된 단치소요산을 효력증대를 위해 1.5배량으로 20첩을 지어서 40p 120cc씩 나누어 주었다.

■ **경과1-1**

복용 5일 뒤 확인하니

1. 이제는 숙면이 된다.
2. 후두통이 소실되었다. (무엇보다 뒷골이 찌릿찌릿한 것이 소실되어 좋아했다.)
3. 상기와 안면홍조가 많이 개선되었다.
4. 신경질이 많이 줄었다.
5. 피로가 경감되었다.

■ **경과1-2**

열흘 뒤 부인이 갱년기 약을 지으러 왔을 때 확인하니

1. 남편이 요즘은 신경질도 안 내고,
2. 피로도 없어져 근무를 잘하고 있다고 한다.

**※ 민족 의학 자산**
한약업사 고령자 채록사업
경남 김해시 주촌면
신천당 한약방
최효영 선생
2022.11.14. 입력 이종대

**투약내역**

방약합편 중통 166 소요산1.5배량 활투 +목단피 치자 각4g 20첩 40p120g

※(가미)**단치소요산**

백출 백작약 백복령 시호 당귀 맥문동 각1돈 감초 박하 각 5푼 생강 3편 + 목단피 치자 각1돈

* 치 월경부조급 혈허 오심번열 한열여학.
• 활투 소요산가 목단피 치자 각 1돈.
* 소요산증에 간열이 더 심할 때 쓴다.

중급처방

# 4. 청심연자음(2-064)

심장빈박, 소변불리, 마른기침, 오한, 무릎시림통, 흉통, 번조증, 식욕부진, 대변중단, 코골이, 개꿈

## 청심연자음(2-064)

최ㅇㅇ 남 71세 소음인 한약업사 / 경남 김해시 주촌면

### ■ 용모

흰 피부에 세장형이다. 필자가 최근에 겪은 체험이다.

### ■ 과정

감기몸살이 온 뒤로 평소에 잘 듣던 소음인 감기 몸살약인 궁지향소산을 복용해도 몸살은 개선되나 마른 기침에는 효과가 없었다.

### ■ 주증상(22.10)

1. 마른 기침이 계속돼 소청룡탕을 복용하고도 밤기침이 심해서 집사람까지 잠을 못 잔다.
2. 심장박동이 항진되어 1분에 120−130회 뛴다.
3. 옅은 잠을 자다가 2시간 간격으로 4−5차 소변을 보게 된다.
   1) 소변이 힘을 주어도 잘 안 나온다.
   2) 소변을 볼 때 힘을 주어야 겨우 조금씩 나오고 시원하게 보지 못한다.
   3) 소변 줄기가 약해서 오래 본다.
   4) 소변을 볼 때 은은한 미통이 있다.
   5) 잔뇨감은 없다.
4. 동시에 무릎 관절이 시리고 아프다.

### ■ 부수증상

5. 미열이 있다. 오한이 가끔씩 든다.
6. 코골이가 심하다.
7. 좌측 가슴이 우리하게 아프다.
8. 어지러움과 불안증이 있다.
9. 번조증이 있다.
10. 옅은 잠을 자고, 기억도 나지 않는 꿈을 많이 꾼다.

### ■ 참고증상

11. 기상 시 입이 쓰다.
12. 입이 약간 마른다. (목을 축일 정도)
13. 식욕이 전혀 없다.
14. 음식 불납으로 대변이 안 나온다.

### ■ 변증

허약한 체질인데다 과로와 감기몸살에 마른기침까지 남아 있는 상태이다.

감기 뒤 1분당 120-130회나 뛰는 빈맥을 보면 인체의 항상성을 유지하기 위해 심장의 항진을 유발하여 나타난 빈맥 현상이라고 보았다.

소변불리는 감기 바이러스에 대응하기 위해서 인체의 기능을 항진시키고자 체열을 증진시키는 과정에서 신장에 무리를 주면서 배뇨기능의 일시적 기능장애가 나타난 것으로 보았다.

### ■ 치법

심장기능이 항진되면서 동시에 배뇨장애인 소변불리가 나타나는 2가지 병증이 나타날 때 쓸 수 있는 치법과 처방을 찾아야 할 것이다.

다행스럽게도 선현들께서는 이미 오랜 경험을 통해 터득한 이러한 기록을 전해주고 계셔서 그 방법대로 심장의 과항진을 청심의 치법으로 다스리기로 했다.

## ■ 처방구상

심장의 기능이 항진되어 나타난 빈맥인 경우 건장한 자는 황련청심음을 사용하고 이보다 약한 자는 청심연자음을 사용하게 된다.

특히 소변불리가 겸하고 있을 경우는 당연히 "치 심화상염 구건 번갈 소변적삽(治心火上炎 口乾 煩渴 小便赤澁)"의 조문대로 청심연자음을 사용해야 할 것이므로 그대로 사용하기로 했다.

## ■ 복용

감기몸살 뒤 잔여증상으로 나타난 과도한 빈맥과 번조증, 소변불리에 심장기능이 과항진되면서 배뇨이상이 동시에 나타날 때도 사용하는 청심연자음으로,

5일분 10첩을 지은 뒤 달여 15p 120ml로 담고는, 오후 7시에 1봉을 복용하고 자기 전 10시경에 1봉을 더 복용, 모두 2봉을 복용하고 잠자리에 들었다.

## ■ 경과1-1

청심연자음 2봉을 먹고 자고 난 뒤 보니

1. 어젯밤엔 꿈도 안 꾸고 자고 새벽 4시에 일어났다.
2. 기침과 코골이도 없었다.
3. 소변도 약간 수월해졌다.
4. 가슴 통증이 소실되었다.
5. 120-30번씩 뛰던 맥박이 95번 정도로 줄어들었다.
6. 심하게 오심과 구토가 나더니 거품 가래를 토하고 나니 목도 개운하고 기침도 줄었다.

## ■ 경과1-2

나머지 약 중에서 3일분과 1번의 용량인

1. 7봉 복용 뒤 가끔씩 마른기침을 한다.
2. 맥박은 82회로 비교적 안정되었다.

3. 오한이 소실되었다.
4. 무릎이 시리고 아프던 것이 사라졌다.
5. 전혀 없었던 식욕이 돌아왔다.
6. 3일 만에 대변을 보았다.
7. 소변이 순조롭게 되었다.
8. 여러 병증들은 다 사라졌으나 나머지 약들도 예방 차원에서 마저 먹었다.

■ **후기**

놀라운 것은 병증에 처방이 적합만 하다면 이처럼 청심연자음 소량으로도 마른 기침, 오한, 빈맥, 무릎시림통, 소변불리, 흉통, 번조증, 식욕부진, 대변중단, 코골이, 개꿈 등 여러 증상들을 동시에 격감시키거나 모두 사라지게 한다.

이는 이러한 여러 증상들의 바탕이 되는 병리의 기반을 없애주므로, 불과 몇 첩이나 10첩으로 여러 증상들이 한꺼번에 해소된 것으로 생각한다.

**※ 민족 의학 자산**
한약업사 고령자 채록사업
경남 김해시 주촌면
신천당 한약방
최효영 선생
2022.10.27. 입력 이종대

**⊞ 투약내역**

방약합편 중통 64 청심연자음 10첩 5일분 15첩 120cc 1회

**※궁귀향소산(2-017) *치 사시온역 태양증.**

향부자 2돈 소엽 천궁 당귀 창출 진피 감초구 각 1돈 강 3편 조 2매 총백5본.

**※소청룡탕(2-027) *치 상한표불해 심하유수기 건구 기역 발열 해천.**

마황 백작약 오미자 반하 각 1돈반 세신 건강 계지 감초구 각 1돈.

**※청심연자음(2-064) *치 심화상염 구건 번갈 소변적삽.**

연자육 2돈 인삼 황기 적복령 각1돈 황금 차전자 맥문동 지골피 각 7푼.

**※동의보감>잡병6>소갈>소갈치법>청심연자음**

**※청심연자음 淸心蓮子飮**

治心火上炎, 口乾煩渴, 小便赤澁.

蓮子 二錢, 赤茯苓· 人參· 黃芪 各一錢, 黃芩· 車前子(炒) · 麥門冬· 地骨皮· 甘草 各七分. 右剉, 作一貼, 水煎服.《局方》

심화가 타올라 입이 마르고 번갈이 나며, 소변이 벌겋고 잘 나오지 않는 경우를 치료한다.

연육 2돈, 적복령 · 인삼 · 황기 각 1돈, 황금 · 차전자(볶는다) · 맥문동 · 지골피 · 감초 각 7푼.

이 약들을 썰어 1첩으로 하여 물에 달여 먹는다. [《국방》]

중급처방

# 5. 가미온담탕(2-091)

온몸떨림, 무서움, 놀람, 불안초조, 가슴두근, 불면

## 가미온담탕(2-091)

황ㅇㅇ 여 77세 소양인

부산광역시 안락2동 진흥상가

### ■ 용모

보통 키에 갈색피부, 살이 적당하게 찌고 얼굴에 살이 좀 있으나 갸름해 보인다. 외관상으로는 건강하게 보인다.

### ■ 과정

풀어 놓은 사냥개가 갑자기 달려들어서 도망을 치다가 남의 가게 안으로 들어가 채 문을 닫지 못하고 넘어졌다.

순간 개가 목을 물려하니 목을 물리면 죽겠구나 하는 생각에 오른팔을 내미니까 손목을 물었다. 마침 개 주인이 달려와 개를 제압해 위기를 모면했다.

그 뒤로 병원치료를 받아 손목의 상처는 아물었으나 많이 놀란 탓인지 여러 증상들이 나타났다.

### ■ 주증상

개에 물린지 보름이 지났으나,

1. 온몸이 떨린다.
2. 그날 이후 무서워서 외출도 못 한다.
3. 아무 일 없는데도 걸핏하면 잘 놀란다(경계).

4. 왠지 모르게 종일 불안하고 초조하다.

1) 진정제를 복용하지 않으면 깜짝깜짝 놀라고, 불안해서 일상생활이 힘들다.

5. 괜히 가슴이 두근두근 뛴다(정충).

6. 수면제를 안 먹으면 전연 잠을 못 이룬다. 낮잠도 전혀 못 잔다.

7. 평소 스트레스를 받거나 울화 등의 증상은 거의 없다.

■ **참고증상**

8. 추위는 잘 견디나, 더위를 많이 탄다.

9. 몸은 따뜻하다.

10. 물을 많이 마시고 땀이 많다.

11. 식사도 잘하고 소화도 잘된다.

12. 항상 굳은 변을 본다.

13. 소변을 자주 본다.

■ **참고**

14. 허리가 불편하다.

15. 골다공증이 있다.

16. 몇 년 전에 양쪽 무릎의 인공관절 수술을 하고 몸을 돋우는 보약을 먹지 않았다.

■ **변증**

개에게 물려 놀란 과정이나, 주호소인 1)온몸이 떨리고, 2)무서워 외출도 못하며, 3)잘 놀라고, 4)불안·초조하며, 5)깜짝 깜짝 잘 놀라고, 6)가슴이 두근거리며, 7)잠을 잘 못자는 등의 증상을 보면 모두 개에게 물린 뒤 놀라서 나타나는 심허상태로 볼 수 있다.

## ■ 치법

따라서 진전, 겁심, 불안초조, 경계, 정충, 불면 등의 증상들은 모두 놀란 뒤 정신적 충격으로 심장기능이 약해지면서 이른바 심허(心虛)해서 나타난 증상인 만큼 이러한 심허(心虛)를 보강할 보심 · 안심의 치법을 사용하기로 하였다.

특히 놀란 뒤 심장이 약해져 나타난 증상이므로 놀란 뒤 나타난 심허에 많이 사용하는 처방을 선방하기로 하였다.

## ■ 처방구상

놀란 뒤 가슴이 뛰고 불안함 등의 심허 증상에 쓰는 처방으로는 가미온담탕 온담탕 우황청심원 사물안심탕 복령보심탕 가미사칠탕 궁하탕 천왕보심단 등이 있다.

이 중에서 생리 상태마다 다르긴 하나 정신적 충격으로 놀란 뒤 가장 많이 쓰는 처방 순으로 보면 단연히 가미온담탕과 우황청심원이기 때문에 이 두 처방 중에서 선방하기로 하였다.

우황청심원은 놀라거나 충격 등으로 오는 위의 증상과 같은 경우에도 응급용이나 치료용으로 많이 사용하나 아무래도 응급용으로 사용하는 경향이 많아서, 일반적으로 놀란 뒤 가장 많이 사용하는 가미온담탕을 사용해보기로 하였다.

## ■ 투약

개에게 물려 놀란 뒤 나타난 1) 떨리고 2)무섭고 3)잘 놀라고 4)불안·초조하며 5)두근거리며 6) 잠 못 자는 심허로 인한 증상에 가미온담탕을 배량으로 사용하기로 하고, 활투대로 불면증에 산조인 12g 당귀 소엽 각4g을 추가로 더하여 1제를 지어주었다.

■ **경과1-1**

약복용 7일 뒤 경과를 확인하니

1. 이제는 수면제 복용 없이 잠을 자고,

2, 잘 놀라는 경계가 줄어들었다.

3. 가슴이 뛰는 정충도 줄어들었으며,

4. 불안한 증상도 많이 줄어들었다는 것이다.

5. 전신이 떨리는 증상도 격감하였다고 한다.

6. 또한 초조한 증상도 많이 없어졌다고 한다.

■ **경과1-2**

약복용 10일 뒤부터는

1. 숙면이 되고,

2. 나머지 잔여증상들도 모두 나아져 정상으로 돌아왔다고 하였다.

**※ 민족 의학 자산**
한약업사 고령자 채록사업
경남 김해시 주촌면
신천당 한약방
최효영 선생
2022.03.28. 입력 이종대

**투약내역**

방약합편 중통 91 가미온담탕 배량+ 추가 산조인12g 당귀 소엽 각 4g 20첩 10일분 1회

중급처방

# 6. 만금탕(1-004)

중풍, 왼쪽 반신불수

## 만금탕(1-004)

ㅇㅇㅇ 남 40대

부산시 동래 온천장 인근

### ■ 과정

아버지가 처음 경남 합천에서 한약방을 운영할 때 합천읍 인근에서는 모르는 사람이 없을 정도로 이름을 떨쳤다. 한약방이 늘 문전성시를 이룰 정도라 나(최효영)는 초등학교 수업이 끝나는 대로 집에 와서 아버지를 도와 약재를 썰고 포제도 하곤 했었다.

아버지께서 내가 초등학교 5학년 때(1960년초) 경상남도 한약업사 시험에 합격하여 부산으로 이사를 했다. 그런데 생면부지의 부산에서 누가 아버지를 알아주나? 어쩌다가 아프다는 이웃이 있으면 공짜 약을 지어주곤 했다. 당시 부산은 그중에서도 온천장 지역은 지금과 달리 교통이 안 좋아서 그 지역 시골 사람들이 제때 병원 치료를 받기가 힘들었다.

아버지께선 일부러 온천장 주변의 동네에서 왕진을 청해오면 기꺼이 왕진을 다니기 시작했다. 침을 항상 지녔고, 당시는 식상(食傷)으로 오는 질병이 많은 시절이니 항상 소화제와 지사제 역할도 하고 소화기 응급약으로도 활용하며 환으로 준비된 소합향원도 휴대했다. 또 돈이 없어 병원에 못 가는 사람을 위해 2첩 분량의 소화제 약을 미리 지어서 다니셨다.

당시 온천장 인근의 한 마을에서 중풍에 걸린 반신불수 40대 남자가 치료를 청해왔다. 돈이 없기도 하거니와 외진 마을인지라 병원도 못 가고 집에 누워만 있었던 것이다.

■ **주증상**

1. 중풍으로 반신불수가 되었다.
   1) 왼쪽 반신은 전혀 못 쓴다.
   2) 팔다리에 감각도 없고 힘도 안 들어간다.
   3) 그래서 아예 거동을 못 한다.
   4) 돈이 없고 외진 시골이라 병원 치료를 못 받고 있다.

■ **변증**

아버지는 그 사람에게 침을 놔주고 왕진을 갈 때 마다 한약 2첩을 지어주시곤 하였다
그때는 중풍으로 반신불수가 된 사람들에게 늘 만금탕을 2첩씩 지어주셨다
아버지는 늘 허증의 중풍에는 만금탕이 잘 낫는다고 말씀하셨다.

■ **투약1**

중풍 환자가 있는 마을을 방문할 적마다 만금탕 2첩을 지어주고는 일주일에 어쩌다 침을 한 번씩 놓았다.

■ **경과 1**

1. 반신불수의 환자는 한 두 달쯤 지나자 조금씩 작대기를 짚고 걷기 시작했다.
2. 꾸준히 만금탕도 함께 복용하였고 3-4개월이 지나자 중풍이 완전히 다 나았다.
3. 이 사람이 자신의 중풍이 다 낫자 다른 중풍 환자를 소개해주었다.
4. 아버지는 새벽 일찍부터 이 집 저 집 다니며, 그해 한 해 동안에 중풍 환자 7명을 치료해 낫게 했다.
5. 이것이 계기가 되어 소문이 나면서 온천과 주변 지역의 환자들이 몰려들기 시작하였다.

■ **후기**

그때는 '허구 많은 중풍처방들 중에서 왜 만금탕 하나만 쓰시는 것인가?' 또 '만금탕만 써도 중풍이 하나같이 나아서 정상적인 생활을 하는가?' 의구심이 컸었다.

그래서 "중풍 · 반신불수라면 가미대보탕이나 팔보회춘탕이나 신력탕은 아닌지요?"하고 여쭈었더니, "같은 중풍이지만 근력에 따라 약도 다르다"라고 말씀해 주셨다,

지금 와서 생각해보면 몸이 약한 사람이 중풍에 걸려 몸을 못 움직이고 음식을 잘 먹지 못하면, 당시 기아선상의 상황에서는 몸이 약한 사람은 거의 죽게 되는 것인데, 그나마 살아남은 사람들은 중풍의 허증이었지만 원래 체력이 어느 정도 되는 사람의 중풍 반신불수였기에 만금탕이 적합하였던 것이었다.

내가 아버지의 뒤를 이어 한약업사 시험에 합격하고 개업을 하면서 약을 써보니 그때의 시대상황이나 환자들의 건강을 생각하면 만금탕이 잘 들을 수밖에 없는 상황을 이해할 수 있었다.

**※ 민족 의학 자산**

한약업사 고령자 채록사업

경남 김해시 주촌면

신천당 한약방

최효영 선생

2023.05.25. 김동관 김귀선 이종대

중급처방

# 7. 정전가미이진탕(3-071)

결절성 양진(팔다리 발진과 가려움), 오심, 도포, 가슴답답, 식욕부진, 피로, 기핍, 안색불량
피부 사지에만 발병된 결절성양진에

## 정전가미이진탕(3-071)

양ㅇㅇ 여 37세 태음인 미혼

경남 김해시

### ■ 용모

보통 체격에 옅은 황색피부의 행동이 느리고 말수가 별로 없는 얼굴에 수심이 가득해 보이는 아가씨.

### ■ 과정

어머니가 협심증과 부정맥 우울증으로 본 한약방에서 한약을 복용 후 개선되자 본인의 딸을 데리고 왔다.

딸은 피부질환으로 5년 동안 피부과 치료를 하고 있지만 양약을 복용하면 우선하다가 끊으면 바로 가렵고 재발이 반복된다.

아버지도 암으로 고생하고 병원치료 중이다. 세 가족이 모두 질환을 앓고 있다.

### ■ 주증상

1. 피부 발진 5년
   1) 양쪽 팔다리에만 발진이 생겨 가렵다고 한다.
   2) 확인하니 발진이 피부의 70% 정도에 분포해 있고 1~3mm 정도 크기이다.
   3) 진물이 나거나 결가는 없다.

4) 5년 전 처음 발병된 곳은 무릎부터 시작되었다.

5) 손과 발에는 발진이 없다.

6) 피부과에서는 결절성 양진이라고 한다.

2. 소화 이상

1) 명치 부위가 답답하다.

2) 오심과 도포가 있다.

3) 소식을 한다.

4) 식욕이 부진하다.

3. 피로하고 기운이 없다.

4. 집안과 직장일로 스트레스를 많이 받는다.

### ■ 참고증상

5. 추위를 타고,

6. 따뜻한 음식을 선호한다.

7. 회식 때 술(소주)을 조금씩 마신다.

8. 대변 소변은 정상이다.

### ■ 변증

체격은 보통이고 소화장애와 팔다리의 피부발진이 있는 것 외에는 별다른 증후가 없었다.

명치부위가 답답하고 오심과 도포가 있으며 식욕이 부진하고 소식하는 것을 보고 소화기 질환으로 인해 발생하는 피부질환으로 의심하였다.

■ **치법**

이러한 소화기 이상으로 오는 피부질환에는 만성 소화기질환을 치료하면 피부질환이 동시에 개선될 수 있다고 보았다,

따라서 소화불량과 소화불량으로 인해 발생하는 소화관 내부 점막의 이완과 미세염증 상태를 동시에 개선해 줄 수 있는 치법을 사용하기로 하였다

■ **처방구상**

소화기 이상으로 발생하는 피부처방으로는 대화중음, 보화환, 내소산, 향사평위산, 평진탕, 정전가미이진탕, 대시호탕 등 수많은 처방이 있다.

이중에서 식적급 담체를 다스리고 보비 · 소식 · 행기하는 약성으로 만성 소화불량을 겸한 피부질환에 가장 많이 사용하는 정전가미이진탕을 선방하였다.

■ **투약1**

팔다리에 발진이 생기고 가려움이 반복되는 원인이 모두 소화기 장애로 인해 발생하는 피부질환으로 볼 수 있으므로, 피부발진과 만성 소화불량을 겸할 때 가장 많이 사용하는 정전가미이진탕으로 20첩을 지어서 30포로 달여 주면서 "소화기 장애로 인해 발생하는 피부질환인 만큼 음식에 주의해야 하므로 한약을 복용하는 중에는 술과 돼지고기 닭고기를 피하라"고 언급했다.

■ **경과1**

4일 뒤에 확인하니 하루1-2봉만 복용하고 빼먹기도 했다면서

1. 약 먹고는 가려움이 덜하다.
2. 그 뒤 4개월이 넘도록 연락이 안 되다가 어쩌다 연결되어 확인하니 바빠서 여유가 없었다고 한다.
3. 1제 복용 뒤에는 거의 가려움은 사라지고,
4. 피부발진은 20~30% 정도만 줄었다는 것이다.

■ **투약2**

오래된 병이지만 나아가고 있는 중이라고 판단하고 요청한 대로 먼저와 같은 정전가미이진탕으로 1제 20첩 30포로 달여 주었다.

■ **경과2**

40일 뒤 재발방지를 위해 1달분을 더 요청,

1. 확인하니 80% 정도로 현저히 좋아졌다.
2. 도포 오심 가슴답답함이 모두 소실되고,
3. 식욕부진도 좋아져서 요즘은 밥도 잘 먹는다.
4. 피로와 기운 없어 맥을 못 추는 기핍도 좋아졌다.
5. 이번에는 안색도 맑고 좋아졌다.

■ **투약3**

이번에는 뿌리를 뽑고자 정전가미이진탕 2.5배량으로 20첩 지어서 60포를 달여 주었고, 요즘은 하루 2회씩 복용 중이라 한다.

**※ 민족 의학 자산**
한약업사 고령자 채록사업
경남 김해시 주촌면
신천당 한약방
최효영 선생
2023.06.29. 입력 이종대

### 투약내역

방약합편 하통 71 정전가미이진탕 20첩 30포 2회

※정전가미이진탕

산사육1돈반 향부자. 반하 각1돈

천궁 백지. 창출 각8푼 귤홍 백복령

신곡초 각7푼 사인 맥아초 각5푼

감초구 3푼 생강 3편 조2매.

*치 식적급담. 보비 소식 행기.

※동의보감-내경2-담음 -담음10병 -정전가미이진탕

※正傳加味二陳湯 정전가미이진탕

治食積痰, 導痰補脾, 消食行氣.

山楂肉 一錢半, 香附子 · 半夏 各一錢, 川芎 · 白朮 · 蒼朮 各八分, 橘紅 · 茯苓 · 神麴(炒) 各七分, 縮砂(硏) · 麥芽(炒) 各五分, 甘草(灸) 三分.

右剉, 作一貼, 薑 三片, 棗 二枚, 水煎服. [《正傳》]

식적담을 치료한다. 담을 삭히고 비를 보하며, 음식을 소화시키고 기를 잘 돌게 한다. 산사육 1.5돈, 향부자 · 반하 각 1돈, 천궁 · 백출 · 창출 각 8푼, 귤홍 · 복령 · 신국(볶은 것) 각 7푼, 사인(간 것) · 맥아(볶은 것) 각 5푼, 감초(구운 것) 3푼. 이 약들을 썰어 1첩으로 하여 생강 3쪽, 대추 2개와 함께 물에 달여 먹는다. [《정전》]

중급처방

# 8. 가미사칠탕(3-070)

매핵기, 소화불량, 속쓰림, 도포, 불면, 짜증, 피로, 가슴답답, 뾰루지

## 가미사칠탕(3-070)

최ㅇㅇ 남 39세. 소양성태음인(?) 회사원
경남 김해시 외동

### ■ 용모

마른 체격에 얼굴이 검고 성격이 우유부단 하고 일을 미루지 못하며 누우면 바로 잠이 든다.

### ■ 과정

오래 전의 일이다. 옆 마을에 거주하는 단골손님의 사위다. 필자가 개업할 당시에는 여고생이었는데 세월이 흘러 시집을 가서 배우자를 데리고 왔다.

### ■ 주증상

1. 매핵기
   1) 1년 전부터 항상 목에 뭔가 걸려있는 것 같다.
   2) 뱉으려고 헛기침을 해도 목에 걸려있는 것이 안 나온다.
   3) 식후 2~30분 되면 속이 쓰리다.
   4) 소화도 잘 안 된다.

### ■ 부수증상

2. 가슴이 답답하다. 심호흡을 하면 좀 나은 것 같다.
3. 신경질이 잘 난다.

4. 39세의 젊은 나이인데도 기억력이 감퇴된다.

5. 직장에서 스트레스를 받는다.

## ■ 참고증상

6. 식후 도포가 있다.

7. 가스가 잘 찬다.

8. 잠을 깊이 못 잔다.

9. 몇 달 전부터 양기가 부족하다.

10. 피로하다.

## ■ 변증

주호소는 소화불량을 겸한 매핵기이다. 이 같은 경우는 소화불량성 매핵기로 볼 수 있다.

매핵기 자체가 신경성이나 소화불량에서 발생하는 경우가 많으므로 일단 소화장애를 해소하면 매핵기를 겸한 여타의 증상이 소실될 것으로 보았다.

피로는 1년 정도 지속된 매핵기와 소화불량과 천면으로 지내다 보니 충분한 영양 흡수가 안 되어 젊은 나이인데도 피로하고 양기도 떨어진 것으로 보인다.

## ■ 처방구상

신경질적이고 마른 소양성 태음인의 매핵기와 소화불량에 쓸 수 있는 처방으로는 사칠탕, 가미사칠탕, 소자강기탕, 향사평위산, 비화음, 삼출건비탕등이 있다. (새로보는 방약합편-이종대저 참고).

이 중에서 소화장애를 겸한 매핵기에 애용하고 있는 가미사칠탕을 선방했다.

■ **투약1-1**(13.2.21)

소화장애를 겸한 매핵기에 가미사칠탕 2배량에, 스트레스를 받으며 가슴이 답답하다고 하므로 보감의 오색대하에 사용하는 향부자 단방인 향부산 2돈을 더한

가미사칠탕 배량 + 향부산 2돈을, 10일분 20첩 120cc. 45p으로 달여 주었다.

■ **경과1-1**(13. 3.13)

20일쯤 뒤 다시 방문했다.

1. 목에 걸려있는 매핵기가 소실되었다.
2. 소화도 잘 된다.
3. 식후 속쓰림과 도포도 없다.
4. 잠도 잘 잔다.
5. 짜증도 거의 안 난다.
6. 피로가 격감되었다.
7. 답답하던 가슴이 뻥 뚫리는 느낌이다.

■ **투약1-2**(13. 4.5)

20일쯤 뒤 다시 방문해서, 먼저의 약이 효과가 좋다며 한 제를 더 부탁하므로

전과 같은 가미사칠탕 배량 + 향부산으로 다시 20첩을 투약했다.

■ **경과1-2**

1. 복용 후 매핵기는 완전히 소실되었다.
2. 위장의 기능이 좋아지면서 얼굴도 많이 좋아졌다.
3. 지금 안 이야기지만 몸에 뾰루지가 자주 났는데 없어졌다.
4. 양기는 물어보지 못했다. 추측하건대. 젊으니 몸의 상태가 좋아지면 양기도 따라서 회복이 되었을 것이라 생각된다.

## ■ 증상2

한 달여 뒤에 방문해서 이번에는

1. 생각이 많아졌다.
2. 가슴이 답답하다.
3. 숙면이 안 된다.
4. 경계와 정충이 가끔 있다.
5. 소화도 잘되고 식성은 좋다.
6. 대소변은 정상이다.

## ■ 투약 2

생각이 많아졌고 숙면이 안 되며 경계와 정충이 있다고 하여 귀비탕을, 가슴이 답답하다 하여 향소산을 더한 귀비탕+향소산으로 한 제를 달여 주었다.

※ 민족 의학 자산
한약업사 고령자 채록사업
경남 김해시 주촌면
신천당 한약방
최효영 선생
2023.06.10. 입력 이종대

※참고
방약합편-인후-매핵기-가미사칠탕 주치는
*치 담기울결 질애인후지간 객지불출 연지불하 위지매핵기이며,
동의보감-외형2-인후-매핵기-가미사칠탕
주치는 治梅核氣, 妙不可述로
주치 표현에 약간의 차이가 있고 방약합편에서 더 상세하게 표현되어 있다.
본초는 같으나 용량은 약간 차이가 있다. 실제 투여는 방약합편의 용량을 사용하였다.

## 투약내역

방약합편 하통 70 가미사칠탕 2배량+ 보감 부인 향부산 8g 10일분 20첩 2회

※방약합편 가미사칠탕(3-070)

* 치 담기울결 질애인후지간 객지불출. 연지불하 위지매핵기

반하 진피 적복령 각1돈 신곡 지실 남성 포 각7푼 청피 후박 소 빈랑 축사 각 5푼 백두구 익지인 각3푼 생강 5편

※동의보감-외형2-인후-매핵기-가미사칠탕

※加味四七湯 가미사칠탕

治梅核氣, 妙不可述.

紫蘇葉· 半夏· 厚朴· 赤茯苓· 陳皮· 枳實· 南星· 縮砂· 神麴 各一錢, 青皮 七分, 白豆蔻 六分, 檳榔· 益智仁 各三分.

右剉, 作一貼, 薑 五片, 水煎服.《醫鑑》

매핵기를 치료한다. 그 오묘함은 말로 설명할 수 없다.

자소엽 · 반하 · 후박 · 적복령 · 진피 · 지실 · 남성 · 사인 · 신국 각 1돈, 청피 7푼, 백두구 6푼, 빈랑 · 익지인 각 3푼.

이 약들을 썰어서 1첩으로 하여 생강 5쪽을 넣고 물에 달여 먹는다. [《의감》]

※귀비탕(1-066)

*치 우사 노상심비 건망 정충 치 매촉유정

당귀 용안육 산조인초 원지. 인삼 황기 백출 백복신. 각1돈 목향 5푼 감초 3푼 생강5편 조2매.

※향소산(2-017)

*치 사시상한 두신통 한열.

향부자 소엽 각 2돈 창출 1돈반 진피 1돈 감초구5푼 생강 3편 총 2본

중급처방

# 9. 반총산(3-136)

한산통, 전음과 후음, 극심한 통증, 방산통, 치미는 열감극심, 불면, 무서움

## 반총산(3-136)

경ㅇㅇ 여 70세 소양인

경남 창원시 진해구

### ■ 용모

얼굴이 창백하고 윤기가 없고 마른 체형이다. 처녀 때나 지금이나 살이 찌지 않는다.

### ■ 과정

필자의 종고종매인데 전화가 와서 하는 말이 아랫배에서 항문까지의 아픔을 표현하기가 어렵다고 한다. 진해에서 김해가 거리가 멀지 않으니 찾아와서 하는 말이,

### ■ 주증상

1. 하복과 전음이 무직하고 뻐근하고 통증이 심하고 후음은 당기는 감이 있으면서
2. 이때의 통증은 말로는 표현을 하기가 어렵다.
3. 하복에서 머리 쪽으로 열기가 확 올라오면 못 견디어 바로 119를 불러 응급실에 간다.
   1) 그사이에 두 번 실려 갔다.
4. 밤에 더 심해서 잠도 설치고 불안하다. (열기가 치밀면 응급실 행이다).
5. 이러한지가 좀 되었는데 마산 파티마 병원에서 검사를 하고 진단하니 원인을 모른다고 한다.
6. 급하면 복용을 하라면서 양약을 주는데 복용해도 효과가 없다.

■ **참고증상**

7. 추위를 많이 탄다.
8. 몸이 차다.
9. 족냉증이 심하다.
10. 뜨거운 것을 좋아한다.
11. 땀이 거의 없고 물도 적게 마신다.
12. 식욕은 보통이다.
13. 잘 체한다. 1년에 4~5회 정도 체한다.
14. 대변은 매일 1~2회 본다.
15. 소변은 그런대로 잘 본다.
16. 불면증이 있다.

■ **참고**

17. 손가락 변형이 있다.
18. 비결핵성 항상균 약을 근 1년 동안 복용 중이다.

■ **변증**

평소 추위를 많이 타고 몸이 차며 발 시림이 심하고 뜨거운 것을 좋아한다는 것을 보면 몸이 냉한 소양인의 하복부에 원활하게 순환이 안 되어서 나타나는 산증 중 한산증으로 보았다.

이 한산증이 생식기인 전음과 항문인 후음에도 영향을 끼쳐 통증이 유발된 것으로 판단된다.

■ **치법**

몸이 차서 아랫배가 차면서 치밀어 오르는 한산증으로 볼 수 있으므로 따라서 이 경우에는 하복을 데워주고 순환시키는 방향으로 치료하면 해결이 될 것으로 보았다.

■ **처방구상**

이 한산증이 생식기인 전음과 항문인 후음에도 영향을 끼쳐 통증이 유발된 것으로 본만큼 허냉한 상태를 개선시킬 수 있게끔 온열 · 순기 하는 처방을 검토하기로 하였다.

이러한 한산증에는 반총산, 난간전, 오적산, 당귀사역탕, 후박온중탕 등을 사용한다. (새로보는 방약합편 목록 참조)

한산증으로 오는 치밀어 오르고 뻗치는 방산통과 극심한 하복통에도 사용하는 반총산을 선방하였다.

■ **투약1**

처방 중에 신기작통의 유형인 하복통과 방산통에 빈용하는 반총산을 선방하고 우선 5첩을 지어주며 집에 가서 총백 한 뿌리를 넣어서 달여 먹도록 했다.

■ **경과1**

그 다음날 밤에 전화가 왔다. 그 한약 5첩을 한꺼번에 달여서 2회 복용하고

1. 그날 밤은 신기하게도 상기가 안 되었고,
2. 통증도 없이 잠을 잘 잤다.

■ **증상2**

1. 2일 뒤 마산 삼성병원에서 하복에 혹 같은 것이 있다며 서울에 있는 삼성병원에 가보라 한다며 전화가 왔다.
2. 일시적으로 순환이 안 되면 기가 뭉칠 수 있으니 평소와 다르게 증상이 좋아지면 그런 것은 걱정을 안 해도 된다고 말해주었다.
3. 그래도 병원 말은 잘 듣는다. 부랴부랴 서울로 가서 진단을 했고 결과는 며칠 뒤 나온단다.
4. 또 위가 안 좋다며 내시경을 하자고 한다 해서 지금 몸이 약한 상태이니 한약을 복용한 뒤에 건강이 좋아지면 하라고 일렀다.

■ **투약2**

그러면서 한약 5첩 복용을 한 뒤로는 한산증의 고통 없이 잘 자고 잘 지낸다며 한 제를 더 부탁해 왔기에 먼저와 같은 반총산 2배량으로 한 제를 달여 15일분 45p 120cc로 주었다.

■ **경과2**

10일쯤 뒤에 확인하니, 오빠 말씀이 맞다며 "병원에서 결과가 나왔는데 아무 이상이 없다"고 한다. 이번에는 자부 약을 지어 달래서 먼저의 한산증의 경과를 확인하니,

1. 속은 약간 불편하지만 생식기와 항문의 극심한 통증은 한 번도 나타나지 않았으며,
2. 위쪽으로 열기가 확 치밀어 오르지도 않았다.
3. 불안감도 없어지고,
4. 잠도 잘 자고 있다.
5. 식사도 소식이지만 잘하고 있다고 한다.

**※ 민족 의학 자산**

한약업사 고령자 채록사업

경남 김해시 주촌면

신천당 한약방

최효영 선생

2023.08.11. 입력 이종대

**투약내역**

방약합편 하통 136 반총산 20첩 10일분 1회

**※반총산**(3-136)

창출 감초 각 1돈 삼릉 봉출 백복령 청피. 각7푼 사인 정향피 빈랑 각 5푼

현호색 관계 건강 각3푼.

총백1경.

*치 비위허냉 심복자통 연 흉협 방광

소장 신기작통.

중급처방

# 10. 청리자감탕(1-018)

수술뒤 다한·도한, 식욕부진, 슬통, 하지무력, 다리·발목시림, 발목통증, 토끼똥

## 청리자감탕(1-018)

유ㅇㅇ 여 71세 소양인

경남 김해시 외동

### ■ 용모

자그마한 키에 피부가 희고 활달하며 성품도 쾌활한 전형적인 소양인이다.

### ■ 과정

필자와 한 마을에 살다가 남편과 사별한 뒤 외동으로 원룸을 사서 이사를 갔다.

그간 오랜 과중된 농사일로 무릎에 통증이 극심해서 병원에 가니 연골이 다 닳아 수술을 해야 한다고 해서 인공 관절수술을 받았다. 양쪽 무릎이 아픈지는 오래 되었다.

### ■ 주증상

1. 머리와 얼굴에 땀이 너무 많이 난다.
   1) 땀은 봄부터 늦은 가을까지 난다.
   2) 수술 뒤 더 심해져서 민망할 정도로 줄줄 흘러 외출이 망설여진다.
   3) 머리띠를 하고 조금 지나서 머리띠를 짜면 물이 줄줄 흘러내린다.
   4) 땀이 많아서 외출을 할 때 화장은 꿈도 못 꾼다.
   5) 선풍기를 쐬면 덜하고 움직이거나 식사할 땐 연신 수건으로 땀을 닦는다.
   6) 수면 중에는 도한이 난다.

7) 땀 때문에 어쩔 수 없이 에어컨, 선풍기 바람을 쐬지만 좋아하지는 않는다.

2. 하지가 무력하다.
3. 수술 뒤 피로하고 기운이 없다.
4. 오른쪽 발목이 시리다.
5. 토분상의 대변을 어렵게 본다.

### ■ 참고증상

6. 추위를 조금 탄다.
7. 손발과 몸은 따뜻하다.
8. 위장은 튼튼하다.
9. 식욕이 없다.
10. 따뜻한 음식이 좋다.

### ■ 참고

11. 골격이 굵은 편이다.
12. 살이 잘 찐다.

### ■ 변증

에너지 발생구조로 보면 체격이 튼실하다. 할머니의 양쪽 무릎 수술 뒤에 오는 하지 무력과 하지시림, 한출, 토분상 대변 등이나, 손발과 몸은 따뜻하고 소화력은 좋은 점을 보면 모두 점액성 자윤 결핍과 열실을 겸한 음허(陰虛)상태로 판단했다.

따라서 봄에서 가을까지 머리와 얼굴에 땀이 많이 나는 것은 음허로 인해 나타나는 다한(多汗)으로 판단했다.

■ **처방선정**

수술 후에 쓰는 처방으로는 보중익기탕, 가미십전탕. 자신보원탕, 팔보회춘탕, 인삼양영탕, 십전대보탕 등등이 있다.

할머니의 다한증은 점액성 자윤 결핍과 열실을 겸한 음허(陰虛)상태로 인해 나타난 것으로 본만큼 허로문의 여러 처방을 검토하던 중 청리자감탕을 살펴보았다. 할머니가 손발과 몸이 따뜻하고 소화력이 좋다는 생리적 특징을 감안하면 음허성 다한(多汗)에도 사용할 수 있는 청리자감탕이 적합한 처방으로 판단되어 선방을 했다.

■ **투약1**

몸이 따듯하고 소화력이 좋은 소양인 할머니의 음허로 인해 나타난 다한(多汗)으로 보고 청리자감탕을, 효력증대를 위해 2배량 10첩을 120cc 20팩으로 달여 주었다.

■ **경과1**

한 달 뒤 연락 때 확인.

1. 발목통증과 시린 것이 사라졌다.
2. 식욕이 돌아왔다.
3. 토분상의 대변이 정상변이 되었다.
4. 머리, 얼굴의 땀은 여전하다 한다.

■ **투약2**

효과가 있다고 보고 요청대로 먼저와 같은 청리자감탕 2.5배량으로 증량해서, 20첩 120cc 40p으로 달여 주었다.

■ **경과2**

1달 19일 뒤 전화가 왔다.

1. 땀이 거의 안 나서 생활하는데 불편이 없다.
2. 하지무력과 시림, 발목의 통증이 모두 소실되었다
3. 토분상의 변이 바나나처럼 잘 나온다.
4. 그렇게 많이 나던 땀이 화장을 하고 외출을 해도 한약을 복용한 뒤부터는 거의 안 난다며 찬사를 아끼지 않았다.

**※ 민족 의학 자산**

한약업사 고령자 채록사업

경남 김해시 주촌면

신천당 한약방

최효영 선생

2013.03.04. 입력 이종대

**⊕ 투약내역**

방약합편 상통 18 청리자감탕 2배량 20첩 2회

**※동의보감>잡병3>화>음허화동>청리자감탕**

**※청리자감탕 清离滋坎湯**

治陰虛火動, 潮熱盜汗, 痰喘心荒.

熟地黃· 生乾地黃· 天門冬· 麥門冬· 當歸· 白芍藥· 山茱萸· 山藥· 白茯苓· 白朮 各七分, 牧丹皮· 澤瀉· 黃柏· 知母(幷蜜水炒) · 甘草(灸) 各五分.

右剉, 作一貼, 水煎, 空心服. [《醫鑑》]

음허화동으로 조열 · 도한이 있고 담(痰)으로 숨을 헐떡이며 가슴이 두근거리는 경우를 치료한다.

숙지황 · 생건지황 · 천문동 · 맥문동 · 당귀 · 백작약 · 산수유 · 산약 · 백복령 · 백출 각 7푼, 목단피 · 택사 · 황백과 지모(함께 꿀물에 축여 볶는다) · 감초(굽는다) 각 5푼. 이 약들을 썰어 1첩으로 하여 물에 달여 빈속에 먹는다. [《의감》]

중급처방

# 11. 소풍탕(2-002)

파킨슨 환자의 중풍 전조증, 좌반신 불인 몸 무거움, 두중, 현훈, 반신쏠림, 다리절음, 말 어둔

## 소풍탕(2-002)

한○○ 남 68세 태음인
경남 김해시 주촌면

### ■ 용모

중키에 얼굴이 붉고 보통 체격에 적당히 살집이 있고 말이 별로 없다.

### ■ 과정

아침에 약방문을 열려는데 한 마을에 사는 한씨가 지나가는데, 걸음걸이가 이상하고 몸이 상당히 불편해 보였다.

일찍 어디에 가느냐고 물으니

2년 전 위와 대장 내시경을 하니 용종이 3개나 발견이 되어 제거했고 이번에 확인 차 장내시경을 하라고 해서 병원에 간다며 하는 말이 "머리에서 발까지 좌반신이 힘이 없고 이상하다"고 한다.

중풍의 전조증 같은데, 이러한 상태에서 검사를 받으면 몸에 무리가 올 것 같으니 다음으로 미루고 당장 회복이 되도록 한약을 먼저 써야 한다고 말하니,

예약을 해서 안 된다며 극구 고집스레 병원을 다녀왔다.

### ■ 주증상

다음날 약을 지으러 와서 병원 검사 뒤 이상은 없다고 하고,

1. 집에 와서는 아무 일도 못 하고 종일 방에 누워 잠만 잤다고 한다. 말이 약간 어둔하다.
2. 그러면서 좌측 반신이 불인하다.
   1) 무겁고 시리고 저리며 어지럽고 힘이 없다.
3. 걸으면 자꾸 몸이 우측 방향으로 쏠린다.
4. 옆에서 보면 보행이 약간 불편해 보이고 다리를 약간씩 절뚝거린다.

### ■ 참고

5. 고혈압이 있어 혈압 약을 복용 중이다.
6. 손과 머리가 약간 떨린다.
7. 오래 된 파킨슨병으로 양약을 복용 중이다.
8. 평소 술을 자주 마신다. 주량이 센 편이다.
9. 인대파열로 어깨 수술을 했다.

### ■ 참고증상

10. 추위나 더위에는 민감하지 않다.
11. 땀이 많고, 물은 보통으로 마신다.
12. 식사량이 많다. 배가 고프면 잠이 안 온다.
13. 소화력이 좋다.
14. 대변은 2일변 무르게 보는데 힘들다.

### ■ 참고

15. 과로하면 요통이 있다.
16. 과로하면 피로가 온다.
17. 머리가 무거운 두중과 현훈이 있다.

■ **변증**

좌측 반신이 무겁고 시리고 저리며 몸이 우측 방향으로 쏠린다는 것이나, 겸하여 어지럽고 힘이 없다는 것을 보면 중풍 전조 현상이 분명해 보인다.

지금의 증상이 뇌경색으로 오는 중풍의 초기증상으로 볼 수 있다고 말해 주었다.

■ **치법**

좌반신 불인을 보면 뇌경색으로 추정되므로 일단은 막혀있는 뇌혈관을 뚫어 혈액을 소통시켜야 할 것으로 보았다.

얼굴이 붉고 푸석푸석해 보이는 습담형의 태음인 체질이라 거풍 · 거습담 · 순기 · 활혈 치법을 사용하면 회복이 될 것이라고 안심을 시켰다.

■ **처방선정**

뇌경색형 초기 중풍에는 사용하는 처방은 성향정기산, 우황청심환, 소풍탕, 소속명탕, 강활유풍탕, 오약순기산, 가미대보탕 등이 있다(새로보는 방약합편 -이종대 저 참고).

외감의 원인이 아니므로 성향정기산을 제외하고, 심허한 상태가 아니라 우황청심환을 제외하고, 열실한 상태가 아니라서 소속명탕과 열성을 띠지 않아서 강활유풍탕을 제외하였다. 그리고 허약한 편이 아니라 가미대보탕을 제외하니 소풍탕과 오약순기산이 남았다.

소풍탕에는 오약순기산의 개념이 있으므로 오약순기산을 제외하고 나니 중풍 초기나 예방약으로 쓰며 반신불인에도 효과가 있는 소풍탕으로 선방을 했다.

■ **투약**

얼굴이 붉은 태음인의 뇌경색으로 나타나는 중풍 전조증이라 보고 중풍예방이나 중풍초기에 사용하는 소풍탕을, 효력증대를 위해 2배량으로 한 뒤 20첩을 15일분 45p 120cc로 달여 주었다.(좌측 수족이 시려도, 얼굴이 붉고 식사도 잘 하며 골격이 굵고 에너지 발생구조는 튼실해 보이므로 일시적인 수족냉으로 보고 인삼과 부자는 넣지 않았다.)

■ **경과 1-1**

3일 뒤 약을 딱 맞게 지어줘서 고맙다며,

1. 좌반신의 불편이 훨씬 덜하다고 한다.
2. 두중과 현훈이 개선되었다.
3. 몸이 무거운 것이 개선되었다.
4. 좌반신이 시리고 저리고 아픈 것이 덜하다.

■ **경과 1-2**

한 달쯤 뒤 12월 동회 때 만나서 확인하니,

1. 좌반신이 시리고 저리고 아프던 것이 모두 없어졌다.
2. 몸이 무거운 것도 없어졌으며
3. 두중, 현훈 등도 모두 없어졌다고 한다.
4. 걸을 때 몸이 우측 방향으로 쏠리는 것도 없어졌다.
5. 걸을 때 다리는 저는 것이 덜하다.
6. 말이 어둔한 것도 조금 덜해졌다.
7. 손떨림은 미처 확인하지 못했다.

■ **후기**

그래도 이런 뇌경색 증상이 언제 재발할지 모르니 항상 섭생에 주의하고, 특히 과음하지 말고 조심하라 일러주었다.

**※ 민족 의학 자산**

한약업사 고령자 채록사업

경남 김해시 주촌면

신천당 한약방

최효영 선생

2023.01.20. 입력 이종대

**투약내역**

방약합편 중통2 소풍탕 배량 20첩 15일분

**※동의보감>잡병2>풍>중풍>소풍탕**

**※소풍탕 疏風湯**

治風中府, 手足不仁. 先宜解表, 後用愈風湯調理.

羌活· 防風· 當歸· 川芎· 赤茯苓· 陳皮· 半夏· 烏藥· 白芷· 香附子 各八分, 桂枝· 細辛· 甘草 各三分. × 2배량

右剉, 作一貼, 入薑 三片, 水煎服.《回春》

중부(中府)로 인한 풍으로 손발이 마비된 경우를 치료한다. 먼저 이것으로 해표(解表)시킨 후 유풍탕으로 조리한다.

강활 · 방풍 · 당귀 · 천궁 · 적복령 · 진피 · 반하 · 오약 · 백지 · 향부자 각 8푼, 계지 · 세신 · 감초 각 3푼.

이 약들을 썰어 1첩으로 하여 생강 3쪽을 넣어 물에 달여 먹는다. [《회춘》]

중급처방

# 12. 우귀음(1-046)

자궁적출 뒤 신냉, 복냉, 피로, 전신무력감, 요통, 슬통, 견갑통, 지절통, 부종, 변비, 불면증

## 우귀음(1-046)

OOO
일본 오사카 거주

### ■ 용모

일본에 거주하는 생질부이다. 둥근 얼굴에 키가 크고 살이 찌며 인정이 많고 말이 빠르다.

### ■ 과정

자궁적출 수술을 한지 1달이 지났는데도 회복이 지연되는지 무기력하고 여러 곳이 아프다. 한약복용을 원하지만, 살이 찔까 두려워 살이 안 찌면서 아픈 것을 낫게 해달라고 하였다.

### ■ 주증상

1, 처녀 때부터 몸이 차가웠다.
2. 유산 2번 뒤 더 심해져서 전신이 다 차다.
3. 에어컨 · 선풍기는 곁에 가지도 못한다.
4. 수술 뒤부터 심한 피로가 지속되고
5. 딸을 키우는데 힘들어서 죽을 판이고 기진맥진해서 매일 누워서 지낸다.
6. 천면이 있다.

■ **부수증상**

위 증상 외에도

7. 견갑통도 있고,
8. 요통이 있다.
9. 슬통이 있다.
10. 손가락 마디도 붓고 아프다.

■ **참고증상**

11. 추위를 심하게 탄다.
12. 따뜻한 음식을 선호한다.
13. 물은 거의 안 마시고, 땀도 잘 안 난다.
14. 평소에는 소화가 잘 된다.
15. 그러나 신경만 쓰면 체하고 도포, 명치가 답답하고, 혹 오심과 트림이 나는 신경성 식체가 있다.
16. 변비가 있어 3일에 1회 보는데 유산균 등 식품을 섭취하지 않으면 배변이 힘들다.
17. 소변은 자주 보고, 잔뇨감이 있다.
18. 부종이 있고 부종으로 체중이 늘었다.

■ **참고**

19. 업무상 스트레스를 많이 받는다.
20. 간혹 가슴이 뛰는 정충증이 있다.

■ **변증**

주호소인 전신 허냉과 피로, 기핍성 무기력, 여러 관절 통증들을 보면 모두 열에너지인 체열(體熱)의 결핍. 즉 양허(陽虛)로 인해 나타난 증후군으로 볼 수 있다.

인체를 유지할 수 있는 열에너지인 체열이 부족하게 되면 여러 증상들이 나타나게 되는데 생질부의 주증상과 부수증상에서 나타난 대부분의 증상이 바로 체열결핍인 양허증(陽虛證)에서 나타난 여러 현상들인 것을 보여주고 있다.

전신이 찬 것이나 추위를 심하게 타는 것, 땀도 잘 안 난다는 것은 모두 체열이 부족해질 때 누구나 있는 증상이며, 이때 나타난 견갑통과 요통, 슬통도 모두 몸이 차면 나타날 수 있는 병증이기 때문이다.

■ **치법**

체열결핍인 양허증 치료에는 온열(溫熱)의 치법과 보기(補氣)의 치법, 보정(補精)의 치법이 있다.

즉 부족해진 체열을 보강하기 위해서는 열에너지 생성을 촉진시키는 냉부탕(생강, 부자) 같은 뜨거운 약물로 온열하는 방법이 있고, 에너지 전체를 증진시켜 체열을 보강하는 보원탕(인삼, 황기, 감초)같은 보기의 치법도 있고, 고밀도 자윤인 정(精)을 보강하여 열생산을 원활히 하면서 열발산을 조정하여 체열부족을 간접적으로 막아주는 쌍보환(숙지황, 토사자) 같은 보정(補精)의 치법도 있다.

대부분의 경우 온열과 보기와 보정의 치법을 겸용하는 경우가 많고, 질부는 평소에는 소화가 잘 된다는 점을 보면 숙지황 등이 많이 포함된 처방 중에서 양허에 사용하는 처방을 선방하여도 될 것이라는 판단이 들었다.

## ■ 처방구상

선천성 허냉과 2번의 유산, 자궁적출 수술 등으로 전신이 손모되면서 기혈과 형체의 손상이 많아져서 나타나는 양허(陽虛)증의 처방을 검토해보니 녹용대보탕, 구원심신원, 우귀음. 증익귀룡환. 팔미원 등이있다.

검토된 양허의 처방들은 모두 효과가 있겠으나 평소에는 소화가 잘 되며 말이 빠르다는 성정을 참고하여 숙지황 양이 많으며 소양인의 정허를 위주로 한 허약이나 통증에도 많이 사용하는 우귀음을, 효력증대를 위해 2.5배량으로 하고,

여기에 기혈이 부족한 것은 활투대로 인삼 백출 당귀 각1돈과 천면에 산조인 3돈 스트레스 과다에 향부산(향부자 2돈) 잦은 식체에 삼선산(산사, 신곡, 맥아 1돈)을 더하여 사용하기로 하였다.

## ■ 투약1

전신이 차고 여러 곳이 아픈 것이 양허(陽虛)중심의 현상이라 보고 우귀음 2.5배량에 활투대로 보기, 보혈약과 소식제 등을 합하여 20첩을 30일분 60p, 1p은 120cc로 달여 1일 2회 식간 복용하라고 했다.

## ■ 경과1-1

복용한지 5일 뒤 전화로 확인하니,

1. 약을 4-5봉 복용하니 속이 따뜻한 감이 오고,
2. 모처럼 숙면을 취했다며 만족해했다.

## ■ 경과1-2

1달 뒤 한 제를 더 요청하였다. 경과를 확인하니

1. 먼저 항상 몸이 차던 것이 없어지고,
2. 피로도 없어졌으며,
3. 기운이 없어 누워만 있던 것도 안 눕는다.
4. 무기력하여 몸이 처지는 것도 없어졌다.

5. 요통, 슬통도 없어져 요즘은 아프지 않다.
6. 견갑통은 좀 덜 하지만 아직 남아있다.
7. 손가락 부종과 통증도 거의 없어졌다.
8. 변비, 수면 등은 전보다 많이 개선되었다.
9. 붓기가 빠져 체중도 약간 줄었다.
10. 만나는 사람마다 피부가 좋아지고 생기가 있어 보인다고 한다.
11. 그러나 소변은 아직 시원하지 못하다.

■ **투약 2**

그간의 경과를 보면 효과가 있어서 다시 전과 같은 우귀음으로 한 제로 달여 주었다.

**※ 민족 의학 자산**

한약업사 고령자 채록사업

경남 김해시 주촌면

신천당 한약방

최효영 선생

2022.09.24. 김정희 이종대

**투약내역**

방약합편 상통 46 우귀음 + 상통 113 단녹용탕 + 보감 향부산 + 손익 삼선산 20첩 60팩 30일분 1일 2회

**※경악전서>신방8진>보진>우귀음**

**※우귀음(1-046) 차익화지제 치 양쇠 음성**

숙지황 2-3돈지 1-2냥 산약 구기자 두충 각2돈 산수유

부자 포 육계 감초 구 각1돈. (가 인삼 당귀 하면 대보원전)

**※참고**

방약합편에 수록된 경악전서 신방 8진 31처방.

*보진 8처방 - 우귀음. 대영전. 보음익기전. 거원전. 양의고. 정원음. 제천전. 휴학음

*화진 6처방 - 금수육군전. 육안전. 화위이진전. 대화중음. 대분청음. 신향산.

*공진 0 -

*산진 2처방 - 정시호음. 마계음. 시진전. 시귀음.

*한진 0처방 -

*열진 7처방 - 이음전. 위관전. 진음전. 난간전. 삼기음. 오덕환. 온장환.

*고진 1처방 - 비원전.

*인진 5처방 - 육린주. 시귀음. 하인음, 우슬전

(이종대)

중급처방

# 13. 당귀사역탕(2-152)

하복참, 손발참, 발시림, 잔변감, 소변불리, 변비, 피로, 기허, 소화불량

## 당귀사역탕(2-152)

송ㅇㅇ 남 50세 소양인

경남 김해시 능동 석봉마을

### ■ 용모

둥근 얼굴 갈색 피부의 건장한 체격이다. 얼굴에 약간 홍조를 띠고 있고, 외관상으로는 병이 없어 보인다.

### ■ 과정

이웃에 미장원 하는 지인의 소개로 방문했다.

4-5년 전에는 아주 건강했는데 식당일과 모친의 위암 투병 등으로 스트레스를 많이 받고 난 뒤부터 아래와 같은 여러 증상들이 발생했다.

### ■ 주증상

1. 2-3년 전부터 아랫배가 차다.
2. 손발도 차다.
3. 소변이 시원하지 않고, 잔뇨감이 있다.
4. 대변은 1-2일 만에 보나, 개운하지 않고 힘들다.(유산균, 양약 변비약을 복용하고 있다.)

■ **부수증상**

5. 잘 체한다. 더부룩하고 트림이 잦다.
6. 하지무력증이 있다.
7. 식당을 경영하는데 피로가 잦고 기운이 없다.
8. 몸이 피로하면 요통이 발생한다.
9. 상열, 하냉 하다.

■ **참고증상**

10. 추위를 탄다.
11. 따뜻한 음식을 선호한다.
12. 물도 적게 마시고, 땀은 얼굴에만 약간 난다.
13. 잠은 잘 잔다.

■ **참고**

14. 요추 시술을 받았다.
15. 최근에 대상포진을 앓았다.
16. 경계 · 정충 · 불안 등 신경증상은 없다.

■ **변증**

주증상은 건장해 보이는 50세의 소양인인데도 아랫배가 차고 손발이 차면서 변비 경향이 있다.

잘 체하는 것이나 더부룩하고 트림이 잦다는 것을 보면 소화불량이라 볼 수 있고, 소화불량의 원인은 변비기로 인해 배변이 원활하지 않자 나타나는 현상으로 볼 수도 있다.

피로가 잦고 기운이 없다는 것은 식당 일로 그럴 수도 있고, 모친의 오랜 병간호로 무리를 한 영향이거나 또는 변비로 인한 소화불량으로 인해 음식 섭취가 원활하지 않아 나타난 것으로도 볼 수 있다.

## ■ 치법

추위를 타고 아랫배와 손발이 차다는 것을 보면 몸을 따뜻하게 데워줄 건강, 육계, 부자 같은 온열제가 필요할 것이고.

배변이 시원치 않은 것이나 변비약을 복용하고 있는 것을 보면 윤장의 작용도 하는 당귀, 천궁, 작약 같은 보혈 · 활혈의 치법도 필요할 것이므로 온열제와 보혈, 활혈제로 구성된 치법을 검토 해보기로 하였다.

## ■ 처방구상

아랫배가 차고 변비 경향이 있는 경우에 쓸 수 있는 온열제와 보혈 · 활혈제로 구성된 처방을 찾아보니 이음전과 당귀사역탕 등이 있다.

숙지황 당귀가 군약이며 설사에 사용해왔던 이음전보다는 아랫배가 차거나 차면서 아픈 한산에 사용해왔으며 추위를 타거나 손발이 차면서 변비가 있을 때 자주 사용해 온 당귀사역탕이 적합하다고 보고 당귀사역탕을 사용키로 하였다.

## ■ 투약 1

아랫배가 차고 변비기가 있으므로 제복냉통과 추위를 타고, 변비가 있는데, 애용하는 당귀사역탕을 선방하고 20첩 30p로 달여 주었다.

## ■ 경과 1-1

5일 뒤 경과를 확인하니

1. 소변이 잔뇨감이 없이 순통하고,
2. 대변도 수월하게 잘 본다 (한약을 복용한 뒤로는 유산균과 양약 변비약을 복용하지 않았다).
3. 피로와 기운 없는 것도 많이 개선되었다.
4. 아랫배에도 온기가 돈다며 좋아했다.

■ **경과 1-2**

4개월 뒤 다시 왔다. 경과를 확인하니

1. 잔뇨감과 소변불리는 소실되었다.
2. 피로와 기허도 소실되었다.
3. 변비도 많이 개선되었다.
4. 수족냉증도 개선되었다.
5. 하복도 많이 따뜻해졌다.
6. 소화도 잘 된다.

■ **증상 2**

이번에는

1. 손은 따뜻해졌는데, 발은 조금 시리다.
2. 요통(시술한 곳)이 있다.
3. 대변이 전번보다는 좋아졌는데 요즘에 다시 조금 불편하다.

■ **투약2**

당귀사역탕으로 효과가 있었으므로, 먼저와 같은 동일 처방으로 주기로 하고 다만 대변불리를 보강하고자 당귀사역탕에 마자인 3돈을 더한 뒤 20첩 30p을 달여 주었다.

■ **경과2**

그 뒤에 확인하니

1. 발도 따뜻해지고,
2. 대변도 매일 잘 보며,
3. 건강하게 식당 일을 하고 있다고 했다.

**※ 민족 의학 자산**

한약업사 고령자 채록사업

경남 김해시 주촌면

신천당 한약방

최효영 선생

2022.09.11. 입력 이종대

**투약내역**

방약합편 중통 152 당귀사역탕 20첩 30p 2회

**※동의보감>외형4>한산>산증치법>당귀사역탕**

**※당귀사역탕**

治寒疝, 臍下冷痛.

當歸 一錢二分, 附子 · 肉桂 · 茴香 各一錢, 白芍藥 · 柴胡 各九分, 玄胡索 · 川楝子 · 茯苓 各七分, 澤瀉 五分.

右剉, 作一貼, 水煎, 空心服. [《綱目》]

한산으로 배꼽 아래가 차고 아픈 것을 치료한다.

당귀 1.2돈, 부자 · 육계 · 회향 각 1돈, 백작약 · 시호 각 9푼, 현호색 · 천련자 · 복령 각 7푼, 택사 5푼.

이 약들을 썰어 1첩으로 하여 물에 달여 빈속에 먹는다. [《강목》]

중급처방

# 14. 비화음(1-050)

노인 수술 뒤 구토, 오심, 식욕부진, 종일 누움, 기력감소, 하지무력, 체중감소

## 비화음(1-050)

조ㅇㅇ 여 83세 소양인
부산시 동래구 온천동

### ■ 용모

키가 크고 얼굴이 갸름하며 흰 피부의 세장형인 형수님이다.

### ■ 과정

큰집의 형수님인데, 아들이 진주에서 서울로 발령이 나서, 이삿짐을 옮기는 것을 돕다가 허리를 삐끗했다.

평소에도 요통이 있었다. 한의원에서 침도 맞고 파스도 바르고 해도 효과가 없어 병원에 가니 척추 협착이라 당장 수술을 해야 한다고 해서 수술을 했는데, 통증은 계속되었다.

병원 측에서는 수술이 잘 되었고, 이상이 없다고 하나 본인은 아파서 못 견뎌서 아들이 서울로 모셔 와서 서울 모 병원에서 다시 시술을 받았다.

그 뒤로는 통증이 현저히 감소되어 식사도 잘 하고 잘 지냈는데 얼마 전부터 음식을 못 먹는다는 것이다.

### ■ 주증상

이제는 요통은 없는데 수술 후유증인지
1. 밥 생각이 전혀 없고,

2. 음식을 먹을 수 없는 음식불납 상태이다.

1) 음식 생각만 해도 문식즉구(聞食卽嘔), 문약즉구(聞藥卽嘔)인지 헛구역이 나고,

2) 음식을 먹으면 바로 토한다.

3) 병원에서 구토 약을 처방받아 양약을 복용해도 아무 효과가 없다.

4) 먹고 토하지 않는 것은 미더덕뿐이다.

5) 미더덕도 몇 번 먹으면 토하여 오래가지 못했다.

3. 평소에 식욕은 보통이었다.

## ■ 부수증상

4. 옛날부터 양약을 복용하면 소화장애(오심과 구토)가 온다.
5. 몸이 아프면 소화가 안 될 때가 잦았다.
6. 신경이 예민하고 천면 경계 정충 불안 초조 등이 있다.

## ■ 참고증상

7. 추위를 많이 탄다.
8. 손발과 몸이 차다.
9. 한여름에도 찬 것을 못 마신다. 마시면 복통이 오고 설사로 연결된다.
10. 물은 보통으로 마시고 땀(자한, 도한)이 많다.
11. 대변이 불규칙하다.(변비 설사 등).

## ■ 참고

12. 무릎 인공관절 수술을 했다.
13. 피로와 기허가 잦다.
14. 하지 무력증이 있다.

■ **변증**

주증은 구토로 인해 음식을 전혀 먹지 못하는 것이다. 물론 83세의 고령이고 2차례에 걸쳐 허리수술도 하고 극도로 쇠진해 있는 상태라 전신쇠약과 함께 소화기능이 극도로 약화되어 나타나는 현상이라고 보았다.

■ **치법**

위장의 기능을 도우면서 보기, 보혈로 기혈을 보강하는 처방을 생각해 보다가, 구토로 인해 음식을 전혀 못 먹고 기운도 없는 상태이므로, 위장기능의 약화로 구토를 멈추면서 식사도 할 수 있는 보기, 건비, 지토의 치법과 처방을 찾아보았다.

■ **처방구상**

83세의 고령이고 2차례에 걸쳐 수술도하고 토하면서 식사도 못하고 극도로 쇠진해 있는 상태라 위장의 기능을 도우면서 구토를 멈출 수 있는 처방들을 살펴보니,

소화기가 약하여 나타난 오심, 구토에는 곽향정기산, 불환금정기산, 비화음, 육군자탕, 전씨이공산, 오령산, 향사육군자탕 등 다수가 있다. (새로보는 방약합편_이종대저 참조).

그중에 허약자의 위허구토에 좋은 효과를 보아온 비화음을 선방했다.

■ **처방구상**

수술후 나타나는 음식 뒤 구토와 식사불납을 위허구토(胃虛嘔吐)로 보고 위허구토에 사용하는 비화음(1-050)으로, 효력증대를 위해 2.5배량으로 한 뒤 피로와 기허가 심하므로 활투대로 인삼을 2근으로 증량하고, 황기3돈, 기울에 향부자 3돈 소엽, 백두구 1돈을 더한 뒤 20첩을 달여 45p으로 나누어 1일 3회 복용하라고 주었다.

### ■ 경과 1-1

비화음을 이틀 분 6회 복용하니

1. 뱃속이 진정되어 가면서,
2. 토하는 것이 현저히 줄어들었다.
3. 밥 2숟가락 정도를 천천히 씹어서 먹을 수 있게 되었다.

### ■ 경과 1-2

1. 열흘 정도를 복용하니 거의 식욕이 돌아오고,
2. 이제 식사도 잘하게 되었다.
3. 20여일 뒤 확인하니 토하지 않고 식사도 잘 하고,
4. 기운이 없어 집 안에서 매일 누워서 지냈는데 지금은 조금씩 걷기도 한다.

### ■ 후기

83세의 할머니가 허리 수술 뒤 한 달 정도 오심 구토로 고생하다가 비화음 한 제 복용으로 식사를 잘하게 된 것이다.

선현들의 임상기록이 100년이 더 지난 오늘날에도 그대로 사용할 수 있어서 선현들의 경험과 지혜가 놀랍고 고맙기 이를 데 없다.

**※ 민족 의학 자산**
한약업사 고령자 채록사업
경남 김해시 주촌면
신천당 한약방
최효영 선생
2022.08.31. 입력 이종대

**투약내역**

방약합편 상통 50 비화음 + 인삼 2근 증량, 황기 향부자 각 3돈 소엽 백두구 각1돈

* 비화음 치 위허 구토 문식즉구 문약즉구

인삼 백출 백복령 신곡 각1돈 곽향 진피 사인 감초 각 5푼 진창미 1합 생강 3편 대추 2매.

**※동의보감>잡병5>구토>구토치법>비화음**

**※비화음 比和飮**

治胃虛嘔吐, 月餘不納水穀, 聞食氣卽嘔, 聞藥亦嘔.

人參·白朮·白茯苓·神麴(炒) 各一錢, 藿香·陳皮·縮砂·甘草 各五分, 陳倉米 一合.

右剉, 作一貼, 先以順流水三升, 泡伏龍肝末, 澄淸取一升半, 入藥及薑三棗二, 同煎至 七分去滓, 稍冷服. 日二三, 遂納而不吐. 別以陳倉米煎湯, 時時啜之, 全愈. [《醫鑑》]

위(胃)가 허하여 구토하고, 한 달여 동안 음식을 먹지 못하며, 음식 냄새를 맡으면 구역질하고, 약 냄새를 맡아도 구역질하는 경우를 치료한다.

인삼 · 백출 · 백복령 · 신국(볶는다) 각 1돈, 곽향 · 진피 · 축사 · 감초 각 5푼, 묵은 쌀 1홉. 이 약들을 썰어 1첩으로 한다.

먼저 순류수(順流水) 3되에 복룡간 가루를 풀어서 맑게 가라앉힌다. 그 윗물 1.5되에 앞의 약들과 생강 3쪽, 대추 2개를 넣고 10분의 7이 남게 달여서 찌꺼기를 제거하여 약간 식으면 먹는다.

하루에 2~3번 먹으면 마침내 음식을 먹어도 토하지 않게 된다. [주석-5] 별도로 묵은 쌀을 달인 물을 수시로 마시면 완전히 낫는다. [《의감》]

중급처방

# 15. 대영전(1-047)

음취증, 소음순 방귀 소리

## 대영전(1-047)

장ㅇㅇ 여 25세 소음인
경남 김해시 장유면

### ■ 용모

자그마한 키에 얼굴이 희고 긴 편이다.

### ■ 과정

33년 전의 일이다. 고종사촌의 제수씨인데 시숙에게 말하기가 부끄럽다며 머뭇머뭇 거려서, 나의 직업이 그런 것이니 상관 말고 편하게 말하라고 했다.

### ■ 주증상

1. 첫째를 낳고 나서부터 아랫배가 더 차게 되더니
2. 음취증이 생겨 시도 때도 없이 방귀 같은 소리가 귀에 들릴 정도로 마냥 난다.
3. 어떨 때는 부담스러워서 외출을 하기도 꺼려진다.
4. 경계, 정충, 불안 증세도 있다.

## ■ 참고증상

5. 추위를 많이 탄다.
6. 손 발 몸도 차다.
7. 첫째 출산 뒤로 아랫배가 더욱 차게 되었다.
8. 식사하고 소화에는 별 문제 없다.
9. 대변은 연변이며 매일 본다.
10 예민해서 잠을 잘 깬다.

## ■ 참고

11. 생리도 고르고 냉 대하도 없다.
12. 피로하거나 기허(氣虛) 하지는 않다.
13. 출산 뒤 조리를 제대로 못했다,

## ■ 변증

출산 뒤 산후조리 부족으로 인하여 질(膣)이 과(過) 이완(弛緩)이 되면서 질속의 유해균이 증가되면서 질(膣)속에 가스가 차게 되고 이로 인해서 소리가 나타나는 현상으로 보았다. 특히 아랫배가 차게 되면서 혈류가 감소하게 되자 질속 혈류의 감소가 질 내의 가스 형성을 촉진하여 나타난 현상으로 볼 수 있다.

## ■ 치법

출산 뒤 조리를 못했고, 자궁이 냉해서 음취증이 발생했다고 보았으므로 자궁에 정혈(精血)을 증진시키면서 온열(溫熱)시켜주면 이완된 상태가 개선될 것으로 보아서 정혈(精血)을 보강하면서 온열(溫熱)을 더 할 수 있는 치법을 사용키로 하였다.

## ■ 처방구상

아랫배가 찬 여성의 자궁에 정혈(精血)을 보강할 수 있는 처방으로는 당귀사역탕 난간전 대영전 조경종옥탕 사물황구환 등이 있다. 배는 차나 변비기가 없으므로 당귀사역탕은 제외하고, 당장 생리통이 심하거나 월경불순이 있는 것도 아니어서 조경종옥탕과 사물황구환을 제외하고, 하복통이 있는 것도 아니어서 난간전을 제외하였다.

결국은 숙지황 당귀가 군약인 대영전이 정혈을 보강하면서 온열시키는 작용도 겸하고 있어서 대영전을 사용하기로 하였다.

### ■ 투약

음문에서 시도 때도 없이 방귀 소리가 나는 음취증이 출산 후 산후조리부족으로 질이 이완되면서 질 속에 있는 미생물의 증가로 인한 것으로 보고 정혈의 보강을 통해 질의 이완을 해소해 줄 수 있는 대영전을, 녹용이 든 보약을 원하므로 단녹용탕을 더하여 1제를 지어주었다.

### ■ 경과

10개월 뒤, 다음 달이 산달이라면서 순산하도록 약을 지으러 왔다.

1. 확인을 해보니 그 약 복용 뒤 언제 없어진 줄도 모르게 음취증이 사라졌다.
2. 그리고 바로 임신이 되었다고 했다.
3. 순산약으로 별다른 증상이 없으므로 증보방의 보생무우산으로 한 제를 지어 주었다.

**※ 민족 의학 자산**

한약업사 고령자 채록사업

경남 김해시 주촌면

신천당 한약방

최효영 선생

2022.08.11. 입력 이종대

**투약내역**

방약합편 상통 47 대영전+ 상통 113 단녹용탕 20첩 10일분 1회

**※대영전(1-047) * 치 진음휴손급 부인경지혈소 근골심복동통.**

숙지황 3~5~7전 당귀2~3~5전 구기자 두충 각 2전 우슬 1전반 육계1~2전 구감초 1~2전. + 녹용1전

**※보생무우산(증보방259) *치 시월순산예비 식원복.**

당귀 1돈5푼 패모1돈 황기8푼 백작약1돈2푼 토사자1돈4푼 후박 애엽 각 7푼 형개 8푼 지각6푼 천궁1돈3푼 강활 감초 각 5푼 생강 2편

중급처방

# 16. 옥지산(3-122)

치열교정 시술 뒤 잇몸 통증, 두통

## 옥지산(3-122)

최ㅇㅇ 남 15세 소음성소양인

경남 김해시 주촌면

### ■ 용모

필자의 큰손자. 얼굴이 갸름하며 작고 피부는 갈색이다, 체형은 날씬하고 키가 크다.

### ■ 과정

치아가 약한 것은 집안의 내력이다. 유치를 갈 때부터 겁이 많아 발치를 미루다가 꼭 치과에 가서 발치를 했다. 이러니 치아가 튼튼할 리가 없고, 새 치아가 거의 올라오기 전에 유치를 발치해야 되는데, 손으로 살짝만 건드려도 빠질 것을 병원에 가서 빼야 한다. 그러니 치아도 제 자리에 못 있고 들쭉날쭉 삐뚤빼뚤하다. 할 수 없이 김해 시내의 모 치과에 가서 치열 교정 시술을 하고 왔는데, 집에 온 뒤부터 잇몸 통증과 두통이 발생했다.

### ■ 주증상

치과에서 치열교정 시술 뒤부터

1. 잇몸에서 통증이 계속되고,
2. 두통도 있고,
3. 미열이 있다.

## ■ 참고증상

4. 추위와 더위를 다 탄다.
5. 손발은 따뜻하다.
6. 물은 많이 마신다.
7. 어려서부터 입이 짧고,
8. 편식이 심하다.
9. 가끔 과식으로 소화가 안 된다.
10. 구취가 가끔 있다.
11. 대소변은 정상이다.

## ■ 참고

12. 알레르기 비염이 있어 알레르기 비염 약을 복용 중이다.
13. 소변불리와 잔뇨감으로 우차신기탕을 복용하고 나았다.
14. 성격은 차분한 성격이다.

## ■ 변증

치열 교정이란 이빨이 고르지 않을 경우 하는 교정법이다. 기존의 삐뚤어진 치아를 고르게 하려고 잇몸에 박혀 있는 이빨을 조금씩 옆으로 움직여야 하므로 잇몸에 무리가 가는 경우가 있다. 이로 인해 잇몸이 일시적으로 충혈되거나 붓는 경우가 있어서 이럴 때 잇몸이 아프게 되는 것이다.

## ■ 치법

잇몸의 충혈로 인한 통증이므로 잇몸의 충혈이나 부종을 활혈의 방법으로 해소해주면 치열 교정으로 인한 통증도 낫게 된다는 것을 여러 번 경험해 본 터라 이 경우도 이전처럼 허약인의 잇몸통이나 풍치통에도 사용하는 활혈의 치법을 사용키로 하였다.

## ■ 처방구상

치아 교정 때나 교정 후 통증에 사용할 수 있는 처방으로는 귀비탕, 옥지산, 청위산, 황련해독탕, 사위탕 등 다수이다. (새로보는 방약합편 이종대저).

그래서 노인이나 허약인들의 잇몸질환이나 풍치통에 사용하며, 마침 달여놓은 옥지산이 있어서 옥지산을 주기로 했다.

## ■ 투약

치열 교정 후 온 통증이라 잇몸에 자극이 가면서 충혈되어 나타난 잇몸통증이라 보고는 달여 둔 옥지산 1봉을 주면서 5분가량 입안에 머금고 울렁질을 하다가 입안의 약이 식으면 삼키라 일렀다.

이때 옥지산을 머금고 있는 것은 약성을 잇몸으로 직접 흡수하게 하여 빠른 효과를 보기 위해서이다 (옥지산에 검은콩인 흑두는 넣지 않았다)

## ■ 경과

1. 입안에서 울렁질을 한 뒤 천천히 옥지산 1잔을 마시니 배가 아리하다는 말을 한다.
2. 추측컨대 옥지산에 포함된 세신의 맛이 쌔- 하며 매운맛이 위를 자극해서 그렇다 보고는 미지근한 물을 조금씩 마시게 하니 바로 진정이 되었다.
3. 2-3시간 정도 지나니 잇몸 통증과 두통, 복통이 모두 없어졌다. 달여 둔 옥지산 1봉의 용량은 110cc 이였다.
4. 그 뒤 잇몸 통증과 불편함이 재발하지 않았다.

※ 민족 의학 자산

한약업사 고령자 채록사업

경남 김해시 주촌면

신천당 한약방

최효영 선생

2022.09.21. 입력 이종대

**투약내역**

※방약합편 하통 122 옥지산 1봉(1첩) 1회 함수

※동의보감>외형2>치아>함수방>옥지산

※옥지산 玉池散

治風蟲牙痛, 動搖潰爛, 或變成骨槽風, 出膿血, 骨露.

地骨皮· 白芷· 細辛· 防風· 升麻· 川芎· 當歸· 槐花· 藁本· 甘草 各一錢.

右剉, 作一貼, 入生薑 三片, 黑豆百粒煎, 熱漱冷吐. [《丹心》]

풍이나 충으로 치아가 아프고 흔들리며 터지고 짓무르거나, 골조풍이 되어 피고름이 나오고 뼈가 드러나는 것을 치료한다.

지골피 · 백지 · 세신 · 방풍 · 승마 · 천궁 · 당귀 · 괴화 · 고본 · 감초 각 1돈.

이 약들을 썰어서 1첩으로 하여 생강 3쪽 · 검정콩 100알을 넣고 달여 뜨거울 때 양치하고 식으면 뱉는다. [《단심》

중급처방

# 17. 옥지산(3-122)

틀니 후유증, 틀니 통증, 음식때 통증, 잇몸출혈, 식사못함

## 옥지산(3-122)

박ㅇㅇ 남 83세 소양인

경남 김해시 주촌면

### ■ 과정

주촌면 마을의 보물인 이팝나무의 제사를 모시는 자리에서 할아버지께서 틀니를 한 뒤 잇몸이 아파 음식을 못 먹고 있다고 말씀을 하였다.

### ■ 주증상

1. 틀니를 하고 난 뒤 잘 맞지 않아 통증이 있다.
2. 식사할 때 잇몸이 아프고 음식물을 씹을 때 피가 난다.
3. 그 치과에 가니, 차차 제자리를 찾으면 된다며 잇몸에 바르는 연고를 줘서 발라 보아도 통증은 여전하다.
4. 계속 아프다고 하자 별다른 방법이 없단다.
5. 그래서 죽을 먹고 있다.
6. 식사를 제대로 못 하니 얼굴이 핼쑥해졌다.

### ■ 변증

틀니로 인한 잇몸 통증 역시 틀니로 인해 잇몸에 자극되고 잇몸이 충혈, 부종이 되면서 나타나는 증상으로 볼 수 있다. 따라서 틀니 통증 또한 노화로 인한 잇몸이 충혈·부종되어 나타나는 풍치질환의 변형된 형태의 하나로 볼 수 있다.

## ■ 치법

풍치는 노화나 허약, 과로, 과음 등으로 잇몸혈관의 정맥계 모세혈관이 울혈되면서 잇몸이 부종되고 충혈되면서 나타나는 울혈성 충혈질환이라고 볼 수 있다.

옥지산은 잇몸을 튼튼히 하는 약이며 이러한 잇몸의 충혈부종도 없게 해줄 수 있다.

따라서 틀니 통증 역시 노화로 인한 잇몸이 충혈, 부종되어 있는 상태에서 틀니의 자극으로 나타난 현상이므로 풍치의 치법과 같은 방법으로 치료하면 될 것으로 보았다.

## ■ 처방구상

이팝나무의 제사 때 말씀을 하길래 틀니 통증 역시 한약 몇 첩이면 낫게 된다고 하니 이런데도 한약이 있냐며 의아해했으나 그간의 경험대로 이 역시 옥지산을 지어주기로 했다.

## ■ 투약

잇몸충혈과 부종이 가라앉으면 틀니로 인한 통증 역시 사라질 것으로 보고 풍치통의 치법대로 옥지산을 5첩을 달여 5봉을 드렸다.

## ■ 경과

1. 옥지산 3봉을 복용한 뒤 통증이 없어지고,
2. 식사를 잘하게 됐다며 고마워하였다.
3. 옥지산 5봉으로 틀니 뒤 후유증이 없어진 것이다.
4. 며칠 후 코로나를 앓은 뒤 열과 신체통은 없고 식욕부진 기침 가래가 약간 나온다 하여 여름이 시작되니 보약을 원해서 쌍금탕으로 한 제를 달여 드렸다.

**※ 민족 의학 자산**

한약업사 고령자 채록사업

경남 김해시 주촌면

신천당 한약방

최효영 선생

2022.08.07 입력 이종대

**투약내역**

방약합편 하통 122 옥지산 5첩 10일분

※동의보감>외형2>치아>함수>옥지산

※옥지산 玉池散

治風蟲牙痛, 動搖潰爛, 或變成骨槽風, 出膿血, 骨露.

地骨皮· 白芷· 細辛· 防風· 升麻· 川芎· 當歸· 槐花· 藁本· 甘草 各一錢.

右剉, 作一貼, 入生薑 三片, 黑豆百粒煎, 熱漱冷吐. [《丹心》]

중급처방

# 18. 옥지산(3-122)

오랜 풍치통 재발 빈발, 식사 곤란

## 옥지산(3-122)

정ㅇㅇ 여64세 소양인
부산시 연제구 연산동

### ■ 용모

보통 키에 적당히 살이 찌며 말이 많고 갸름하게 생겼다.

### ■ 주증상

1. 오래된 풍치통으로 치과를 다녀도 그때뿐 얼마 지나지 않으면 다시 재발이 되어 스트레스를 많이 받는다.
2. 남편이 본원에서 한약을 복용하고 좋아졌다며, 본인도 치통으로 고생하고 있는데, 한약으로 치통이 치료가 되는지 묻는다.

### ■ 변증

충치가 있으면 치과 치료를 하는 것이 옳고,
풍치와 입안이 헤어지는 것이나 구내염, 설염, 창은 한약 몇 봉으로도 치료가 가능하다고 보았다.

### ■ 처방선정

풍치통에 빈용히는 처방은 옥지산, 사위탕, 청위산, 황련해독탕, 양격산, 귀비탕, 가미귀비탕 등 다수이다. (새로보는 방약합편 이종대저 참고).

■ **투약**

이 부인의 나이가 64세이며 반복되는 만성 풍치통이라는 점에서 노인이나 만성화로 인한 치아의 골조풍 치은통이나 입안의 염증에도 함수 뒤 복용으로 애용하는 옥지산으로 선방하고 5일분10첩을 달여 주었다.

■ **경과1-1**

약을 받은 그 다음날 바로 전화가 왔다.

1. 세상에 한약이 이리 신통할 수 있는지 문의해왔다.
2. 약을 오후 2시경에 받고 따뜻하게 데워서 잇몸을 지지듯이 머금고 있다가 삼켰다.
3. 한봉을 다 복용할 즈음 잇몸이 쌔– 하면서 마비감이 오고 치통이 절반으로 감소되었다.

■ **경과1-2**

3봉을 복용하니

1. '언제 치통이 있었나?' 싶은 듯이 통증이 완전히 없어졌다.
2. 오랜만에 편한 마음으로 식사를 했다며 좋아했다.
3. 남은 약은 냉장고에 보관했다가 증상이 재발하면 복용하겠다고 한다.

■ **고찰**

옥지산은 달인 약을 입에 머금고 있는 함수 하는 처방이다. 이는 입안 점막조직에 포함된 모세혈관을 통하여 약성이 그대로 빠르게 잇몸에 흡수될 수 있기 때문이다. 마치 고혈압에 니트로글리세린을 혀 밑에 넣어 흡수케 하는 것과 같은 원리이다.

그러나 대부분은 함수를 한 뒤 다시 함수된 그 약을 마심으로써 약효를 지속시키게 하므로 이중으로 약효를 증대시키기도 한다.

※ 민족 의학 자산

한약업사 고령자 채록사업

경남 김해시 주촌면

신천당 한약방

최효영 선생

2022.08.07 입력 이종대

**투약내역**

방약합편 하통 122 옥지산 5첩 10일분

**※동의보감>외형2>치아>함수>옥지산**

**※옥지산 玉池散**

治風蟲牙痛, 動搖潰爛, 或變成骨槽風, 出膿血, 骨露.

地骨皮· 白芷· 細辛· 防風· 升麻· 川芎· 當歸· 槐花· 藁本· 甘草 各一錢.

右剉, 作一貼, 入生薑 三片, 黑豆百粒煎, 熱漱冷吐. [《丹心》]

풍이나 충으로 치아가 아프고 흔들리며 터지고 짓무르거나, 골조풍이 되어 피고름이 나오고 뼈가 드러나는 것을 치료한다.

지골피 · 백지 · 세신 · 방풍 · 승마 · 천궁 · 당귀 · 괴화 · 고본 · 감초 각 1돈. 이 약들을 썰어서 1첩으로 하여 생강 3쪽 · 검정콩 100알을 넣고 달여 뜨거울 때 양치하고 식으면 뱉는다. [단심]

중급처방

# 19. 자음강화탕(2-042)

열성 탈모, 전정부 열감, 구건, 두통, 눈침침, 경계, 정충, 열실자의 복부비만

## 자음강화탕(2-042)

서ㅇㅇ 여 52세 소양인

경남 김해시 칠산동

### ■ 용모

보통 키와 체격에 건강해 보이는 아주머니다.

### ■ 주증상

1. 머리의 전정 부위에 탈모증이 심하다.
   1) 심할 때는 전정 부위에 손을 대면 뜨끈뜨끈하다.
   2) 상기가 잦고 두면열, 두통이 잦다.
   3) 가끔 마른기침을 한다.
   4) 남편때문에 스트레스를 많이 받는다.

### ■ 부수증상

2. 눈이 침침하다.
3. 구건 경계 정충 증도 있다.

### ■ 참고증상

4. 더위를 많이 탄다.
5. 몸과 손발은 따뜻하다.

6. 체열이 많다.
7. 물은 적게 마시고 땀도 적게 난다.
8. 소화력은 좋다.
9. 변비가 있다. 3~4일에 1번 본다.

## ■ 참고

10. 가끔 양쪽 손 발가락에 마비감이 있다.
11. 피로 기허는 없다.
12. 신경성 고혈압이 있다.

## ■ 변증

스트레스를 심하게 지속적으로 받아 조열하기 쉬운, 열이 많은 소양인 체질이다.

열이 많은 여성이 물도 적게 마시고 신경을 과도하게 쓰자 음허화동이 되었고, 수·화의 상호작용이 원활히 되지 않자 화기로 인해 열이 위로 올라가는 상기와 두·면열이 잦아진 것으로 보인다.

또한 전정 부위가 뜨끈뜨끈해지면서 두통과 함께 탈모로 진행되었다고 보았다.

## ■ 처방선정

음허에 사용하는 처방은 청리자감탕, 사물탕, 육미지황탕, 고암심신환, 자음강화탕, 대조환 등이 있다.

소화력이 좋고 변비가 있으며 체열이 많은 여성의 상기와 함께 약간의 기침도 있는 열성형의 탈모이므로 자음강화탕이 가장 적합할 것 같아 선방했다.

## ■ 투약1

열성 체질로 스트레스를 받으면서 열화가 생기면서 나타나는 상기와 두면부의 열로 인한 음허섬 탈모로 보고, 음허화동에도 사용하고, 자음강화탕으로 머리열감이 있는 탈모에 자음강화탕으로 1제 20첩을 지어주었다

■ **경과1**

절반쯤 복용했을 때 통화하니

1. 잦은 상기가 격감되어 가끔씩 나타난다.
2. 두면부의 열이 감소되었다.
   1) 특히 전정부의 열감이 줄었다.
3. 구건과 두통이 소실되었다.
4. 경계와 정충도 개선되었다.
5. 눈이 침침한 것도 소실되었다.
6. 손과 발가락 저림은 확인을 못 했다.

■ **투약 2**

그 뒤로 먼저 그 약을 더 지어달라고 하여 자음강화탕으로 연달아 3제를 더 지어 주었다.

■ **경과 2-1**

1. 2제를 복용하니 전정부위에 모발이 자라기 시작했고,
2. 나머지 약을 먹는 동안 거의 흔적조차 없어지면서 정상으로 회복이 되었다.

■ **증상 2**

4년 뒤 다시 왔다. 근래 다시 스트레스 과다로 탈모와 체중이 증가되고

특히 아랫배가 임신 6~7개월 되게 보일 만큼 살이 많이 쪄서 전과 같은 증상이 재발되었다며 방문했다.

■ **투약 3**

먼저의 자음강화탕이 효과가 있었으므로 이번에도 전과 같은 자음강화탕으로 1제를 투여하였다.

■ **경과 3**

1. 복용 뒤 2~3일은 하루 1~2회 설사를 하고 나니 아래 뱃살이 다 빠졌다며 좋아했다.
2. 그 뒤로 2제를 더 복용하고는 머리털이 다시 나기 시작해서 정상으로 회복되었다.

■ **고찰**

열이 많은 생리적 특성을 가지고 있기에 이런 생리에서는 과로나 스트레스 뒤 잘 나타날 수 있는 현상이, 생리 항진으로 인한 음허증이라고 보고 자음강화탕을 쓴 것이 효험이 좋았다.

역시 생리를 기반으로 한 병리로 접근해야 처방의 적중률이 높아질 수 있다는 좋은 사례였다.

**※ 민족 의학 자산**
한약업사 고령자 채록사업
경남 김해시 주촌면
신천당 한약방
최효영 선생
2022.07.09. 입력 이종대

**투약내역**

방약합편 중통 42 자음강화탕 20첩 4회,

4년뒤 2차 20첩 3회

※자음강화탕

백작약 5.2g 당귀 4.8g 숙지황 맥문동 백출 각 4g 생지황주초3.2g 진피 지모 염수초 황백 염수초 감초구 각2g 생강3편 대추2개

* 치 음허화동 도한 오열 해수 담성 객혈 육수

중급처방

# 20. 자윤탕(3-001)

만성변비, 장무력성 변비, 대변난, 소화불량

## 자윤탕(3-001)

김ㅇㅇ 여 87세 소양인
경남 김해시 내동 한신아파트

### ■ 용모

키가 작고 당차며 살집이 좀 있는 까칠한 할머니.

### ■ 주증상

1. 만성변비가 있다.
   1) 대변이 딱딱하지 않은데도 잘 나오지 않는다.
   2) 대변을 1~2일에 1번 보는데 시원하게 못 본다.
   3) 변비는 무릎 시술 뒤 운동을 충분히 하지 못해서 더 심해졌다.

### ■ 부수증상

2. 화병이 있다.
   1) 화병의 영향인지 우울 불안하다.
   2) 아무런 이유 없이 가슴이 뛰는 정충도 있다.

### ■ 참고증상

3. 추위나 더위는 타지 않는다.
4. 몸은 따뜻하다.
5. 물을 많이 마시고 땀은 적게 난다.

6. 음식은 따뜻한 것을 좋아한다.

7. 식사는 잘 한다.

8. 소화불량 도포 등 소화장애가 있다.

9. 신물이 오르는 탄산과 속쓰림이 있다.

## ■ 참고

10. 고혈압, 당뇨가 있다.

11. 피로하거나 기허증상은 없다.

## ■ 변증

이 경우 87세의 고령이며 노인변비이고 굳지 않으면서 잘 나오지 않는 것을 보면 장무력성 변비라 볼 수 있다.

장무력성 변비는 장운동이 부족해 나타나는 변비이며 노인이나 허약자들에게 잘 나타나는 변비 중 하나이다.

장무력성 변비는 허증이며 대부분 기허나 심허로 인해 나타나는 경우가 많으나 이 할머니는 기허증상을 겸하지도 않고 있어서 기허성 변비라고 볼 수만은 없었다.

## ■ 치법

기허로 인한 장무력성 변비에 사용하는 보중익기탕이나 삼출건비탕을 제외하고, 심허로 인한 장무력성 변비에 사용하는 귀비탕이나 가미귀비탕을 제외하고 보니 정허나 혈허, 복합성 변비에 사용하는 치법들도 검토해 보았고, 노인성 변비에 자주 사용하는 정허성 변비형태인 윤혈음이나 제천전도 검토해보았다.

## ■ 처방구상

변비에는 승기탕을 비롯하여 소승기탕이 포함된 도인승기탕 당귀승기탕 대황목단피탕 통경탕 대시호탕 자윤탕 등이 있고, 노인성 정허에 사용하는 윤혈음이나 제천전도 있으나 보정은 하나 장운동의 촉진은 미흡할 수 있다고 보아서 제외하였다.

물론 당장은 조중이기탕 같이 건비 사하하는 처방도 효력이 있을 것이고 사물탕 경옥고 당귀사역탕 지실작약산 같은 처방들도 유효할 것이나 87세의 고령노인의 장무력성에 초점을 맞추다보니 대황, 지각, 후박 등 당장의 장운동을 촉진시키면서 당귀, 생지황, 마인, 행인 등으로 윤장을 시키는 자윤탕이 가장 적합해 보였다.

**■ 투약**

87세 고령으로 인한 장무력성 변비에 기허가 없다는 점에서 삼출건비탕을 제외하고 심허가 없다는 점에서 귀비탕 류를 제외하고 보니 노인중풍에 사용하며 노인성 변비에도 사용하는 자윤탕을 선방한 뒤 1제를 지어 달여 주었다.

**■ 경과1**

투약 후 3일 뒤에 확인하니

1. 변비에 효과가 있다며 약을 먹고는 대변을 잘 본다고 한다.
2. 그러면서 이번 약을 한 제를 더 지어달라고 한다.

**■ 투약2**

요청대로 먼저와 같은 자윤탕으로 한 제를 더 지어주었다.

**■ 경과 2-1**

1개월 뒤 확인해보니

1. 탕약을 절반 정도 복용한 뒤부터 대변을 1일 2회나 정상 변을 본다는 것이다.
2. 계속 대변이 잘 나와서 나머지 약은 아껴서 안 먹고 있다고 한다.

**■ 경과 2-2**

5개월 뒤 확인하니 남은 약은 하루 1~2봉씩 다시 복용을 했다.

1. 그 뒤로 대변의 순통은 물론이고,
2. 소화장애까지 없어졌다고 하였다.

※ 민족 의학 자산

한약업사 고령자 채록사업

경남 김해시 주촌면

신천당 한약방

최효영 선생

2012.5.31. 입력 이종대

**투약내역**

방약합편 하통 1 자윤탕 10일분 20첩 2회

※자윤탕

당귀 생지황 지각 후박 빈랑 대황 마인 행인 각4g 강활2.8g 홍화 주배1.2g

* 치풍 중장 이변폐 선복차후이 (유풍산) 조리.

※동의보감>잡병2>풍風>중장이변폐>자윤탕

※자윤탕 滋潤湯

治風中藏, 二便閉澁. 先服此, 後以愈風湯調理.

當歸· 生地黃· 枳殼· 厚朴· 檳榔· 大黃· 麻仁· 杏仁 各一錢, 羌活 七分, 紅花(酒焙) 三分.

右剉, 作一貼, 水煎服. [《回春》]

중장으로 인한 풍으로 대소변이 막힌 경우를 치료한다. 먼저 이 약을 먹은 후 유풍탕으로 조리한다.

당귀 · 생지황 · 지각 · 후박 · 빈랑 · 대황 · 마인 · 행인 각 1돈, 강활 7푼, 홍화(술에 담갔다 불에 쬐어 말린다) 3푼.

이 약들을 썰어 1첩으로 하여 물에 달여 먹는다. [《회춘》]

중급처방

# 21. 여택통기탕(2-127)+단녹용탕(1-113)

오미크론 뒤 후각상실, 미각이상, 피로, 기운없음, 잔기침

## 여택통기탕(2-127)+단녹용탕(1-113)

배ㅇㅇ 여 41세 태음인

경남 양산시

### ■ 용모

날씬하고 복스럽게 생긴 쌍둥이 어머니다.

### ■ 과정

쌍둥이 형제가 다니는 유아원에서 오미크론에 감염되어 가족 4명이 모두 앓게 되었다.

### ■ 주증상

1. 오미크론이 나은 뒤부터 냄새를 전혀 못 맡는다. (불문향취)
2. 음식 맛을 잘 모른다.
3. 미각 손실은 덜 심하나, 냄새는 전혀 못 맡는다.
4. 콧물이나 코막힘은 없다.
5. 가끔 마른기침을 한다.

### ■ 참고증상

6. 피로하고
7. 기운이 없다.
8. 살이 찔까봐 평소에도 식사를 조금씩 한다.

## ■ 참고

9. 보관 중이던 한방감기약을 먹고는 많이 나아져서 가벼운 잔기침만 조금 한다.
10. 원래는 통통하고 살이 쪘었는데 굶는 다이어트로 15kg 정도 감량을 했다.
11. 오미크론 감염 뒤 양약으로 다른 증상은 치료가 되었으나, 후각과 미각이상, 피로, 기허가 후유증으로 남아있다.

## ■ 변증

주호소는 오미크론이 나았는데도 이후부터 냄새를 전혀 못 맡는 것이다. 이는 오미크론으로 호흡기 입구인 코 부위가 감염되면서 냄새를 맡는 후각부위가 손상되어 기능을 상실하여 나타난 현상으로 볼 수 있다.

냄새를 못 맡는 병을 한방에서는 '불문향취'라고 한다. 대부분 후각부위 조직의 변성이나 부종 등으로 인해 나타나기도 하고, 또는 감기에 걸려 콧속의 비갑개가 부어서 비갑개 사이에 있는 공기의 통로인 비도가 좁아지면서 후각을 담당하는 부위까지 흡입공기가 전달되지 않아서 나타나기도 한다.

전염병인 오미크론에 걸린 원인 중 하나가 굶는 다이어트로 15kg나 체중이 감소하면서 체력이 떨어져 면역력이 저하되자 오미크론에 쉽게 감염이 된 것으로 보았다.

## ■ 치법

이 경우는 오미크론 뒤 나타난 불문향취이므로, 감기 중 코감기를 치료하는 방법을 사용해보기로 하였다. 오미크론은 땀이 안나는 무한(無汗)의 코로나 변형이며, 무한 코로나라는 감기를 유발하는 코로나 바이러스의 변종이므로, 크게 보아서 코로나형 감기 중 코감기에 사용하는 치법을 사용하기로 하였다.

## ■ 처방선정

오미크론을 일종의 독감형태의 감기유형으로 본다면, 지금의 불문향취는 독감 후유증인 냄새를 전혀 못 맡는 것은, 코가 붓거나 손상이 되어 나타난 것이라고 보고는 코감기나 코감기 후유증에 사용하는 처방들을 검토해 보았다.

코감기나 코감기 후유증에 사용하는 여택통기탕, 소청룡탕, 오적산, 소풍산, 갈근탕, 방풍통성산등 (새로보는 방약합편-이종대 저)의 처방들을 검토하다가

몸이 열(熱)하지 않아 방풍통성산을 제외하고, 허냉하지도 않아서 오적산 제외하였다. 다시 소풍산, 여택통기탕, 소청룡탕, 갈근탕 중에서 소풍산과 소청룡탕, 갈근탕도 효과가 있겠지만

기운이 없고 피로하다는 것을 겸해 있음을 볼 때 불문향취에 가장 많이 사용하며 황기가 군약이며 폐풍열과 가벼운 코감기에도 쓸 수 있는 여택통기탕을 선방했다.

■ **투약**

주호소가 불문향취이면서 기운이 없고 피로하다고 하므로 보기제인 황기가 군약인 여택통기탕을, 효력증대를 위해 2.5배량으로 하고, 녹용을 원해서 단녹용탕(80g)을 합방한 뒤 한제를 지어 60봉을 주었다. 1일 2~3회 식후에 복용하라고 하였다.

■ **경과**

1. 3일 뒤 전화를 하니 연락이 안 된다.
2. 5일 뒤 다시 전화로 확인하니 후각이 90%는 회복이 된 것 같다고 한다.
3. 아울러 피로도 옅어지고,
4. 기운이 없는 것도 좋아진다는 것이다.
5. 잔기침 역시 전보다도 많이 개선되었다 한다.
6. 아직은 약이 많이 남아서 복약 중이다.

**※ 민족 의학 자산**

한약업사 고령자 채록사업

경남 김해시 주촌면

신천당 한약방

최효영 선생

2022.08.07. 입력 이종대

**투약내역**

방약합편 중통 127 여택통기탕2.5배량+ 단녹용탕(1-113) 20첩 60봉 30일분

※동의보감>외형2>코>코막힘>여택통기탕

※여택통기탕 麗澤通氣湯

治鼻不聞香臭, 此肺經有風熱也.

黃芪 一錢, 蒼朮· 羌活· 獨活· 防風· 升麻· 葛根 各七分, 甘草(灸) 五分, 麻黃· 川椒· 白芷 各三分.

右剉, 作一貼, 入薑 三片, 棗 二枚, 葱白 三寸, 水煎服. [《河間》]

코로 냄새를 맡지 못하는 것을 치료한다. 이것은 폐경에 풍열이 있기 때문이다.

황기 1돈, 창출 · 강활 · 독활 · 방풍 · 승마 · 갈근 각 7푼, 감초(구운 것) 5푼, 마황 · 천초 · 백지 각 3푼.

이 약들을 썰어 1첩으로 하여 생강 3쪽, 대추 2개, 총백 3촌을 넣고 물에 달여 먹는다. [《하간》]

※방약합편>부인>산중>최산>단녹용탕

※ 단녹용탕 單鹿茸湯

○胞系於腎 以此補腎液 難產最奇○連服

○鹿茸(酒炙) 一兩

중급처방

# 22. 소적정원산(3-040)

위암, 명치덩어리, 명치통, 소화불량, 식욕부진, 소식, 불면, 대변난, 기운없음, 한숨

## 소적정원산(3-040)

황ㅇㅇ 여 60대 부인

경남 김해시 주촌면 덕암리

### ■ 과정

1984년 초봄의 일이다. 개업한 지 얼마 안 되어서 60대 부인과 그의 아들이 함께 왔다. 종합병원에서 위암 진단을 받았다.

양약을 복용해보고 안 되면 수술을 하고 항암치료를 해야 한다는 권고를 받았다.

만만치 않은 수술비도 감당이 안 되고, 환자는 무섭고 겁나고 자신이 없어서

병원 치료는 싫다고 하고 오랫동안 좋다는 조약(유근피 상황버섯)등으로 1년 정도를 다스려왔다고 한다.

### ■ 주증상

얼굴에는 수심이 가득하다.

1. 몸은 자꾸만 수척해지고,
2. 식욕이 없고,
3. 소식해도 소화도 안 되고,
4. 명치 밑에 단단한 손바닥만 한 덩어리가 항상 만져진다.
5. 가끔 명치 위로 치밀어 오를 때는 극심한 통증이 동반된다. 이때는 진통제를 복용한다.

## ■ 부수증상

6. 기운이 하나도 없고
7. 자꾸만 누우려고 한다.
8. "휴우~ 휴우~"하면서 한숨을 자주 쉰다.
9. 소식으로 인해 변비도 생기고
10. 몸은 깡마르고 피부는 나무껍질처럼 거칠다.

## ■ 참고

11. 눈동자는 생기를 잃고,
12. 눈은 푹 꺼져있다.
13. 암 진단받은 뒤로 고민과 걱정을 많이 했더니 식사도 제대로 못 한다.
14. 아들은 한약으로 다스릴 수 있냐고 물어봐서 나는 자신이 없다고 하니 원망하지 않을테니 우선 안 아프고 음식을 조금이라도 먹게 해달라고 한다.

## ■ 처방구상

위암에 무슨 특효약이 있겠나 하고 생각하니 막막하던 차에 문득 방약합편의 적취문에 있는 소적정원산(3-40)이 생각이 났다.

## ■ 투약1

식욕이 없고, 소식해도 소화가 안 되고, 명치 밑에 손바닥만 단단한 덩어리가 항상 만져진다는 것이 적취와 같다고 느껴져 적취에 사용하는 소적정원산 3첩을 지어주면서, 3첩을 달여 3회로 분복하고 재탕은 1회 복용하고, 혹시 복용 중에 이상이 있으면 연락하라하고 보냈다.

■ **경과1**

다음날 출근을 하자마자 전화를 하니 그 약을 5첩만 더 지어 달라고 한다.

5첩을 더 먹어 보고 경과를 알려주겠다고 한다.

아들이 약을 찾으러 와서 하는 말이.

1. 이전과 다르게 어젯밤에는 잠을 잘 주무셨다면서
2. 기분이 좋아 보이신다며 다른 말은 없었다.

■ **투약2.3**

요청대로 5첩을 더 지어주었다.

연이어 3일 뒤에는 다시 10첩을 더 원해서 지어주었다.

■ **경과2.3**

5일 뒤에 환자가 와서 선생님 큰일이 났습니다.

1. 복중의 암 덩어리가 더 커졌다며 만져보라며 원망조로 책망을 한다.
2. 나는 겁이 덜컥 났다. 만져보니 부피는 커졌으나 물러져 있었다.
3. 환자에게 이것은 커지기는 해도 굳지 않고 물러져 커진 것이니 좋은 징조입니다라고 하니,
4. 그제서야 약을 먹고부터는 속도 좀 편하고,
5. 식욕이 조금 당기고,
6. 한숨도 안 쉬고 잠도 좀 잘 수 있다며 미소를 띤다.

■ **당부말씀**

항상 식사를 꼭꼭 씹어서 제 때에 천천히 먹고 짜고 맵지 않게 먹고 과식하면 안 되고 적당한 운동을 하고(주로 걷기운동) 즐겁게 지내시라고 당부를 드렸다.

■ **투약4.5**

이어서 연속으로 2제를 지어주었고
그 뒤로도 소화가 안 되고 속이 거북하면 1제씩 지어갔다.

■ **경과4.5**

1. 단단한 손바닥 크기의 덩어리가 점차 크기가 줄어들더니
2. 소적정원산을 3개월 정도 복용하니 감쪽같이 사라졌다.
3. 그 외도 식욕이 생기고,
4. 소화가 되니 식사량이 증가되었으며,
5. 대변도 잘 보고,
6. 생기도 나고,
7. 차츰 체중도 늘고 일상생활을 잘 하게 되었다.
8. 같은 지역에 살아 가끔씩 소식을 듣는데 그 뒤로는 한 번도 재발하지 않았다.

■ **후기**

이분은 자신이 종합병원에서 위암이란 진단을 받고 한약을 복용해 나았다며 다른 환자를 많이 소개해주었다.

곰곰이 생각해 보니 암이 아니라 적:積(적취)을 오진한 것이 아니었나 하는 생각을 해본 적이 있다.

**※ 민족 의학 자산**
한약업사 고령자 채록사업
경남 김해시 주촌면
신천당 한약방
최효영 선생
2022.02.05. 입력 이종대

**투약내역**

※방약합편 하통 40 소적정원산 (개울정원산) 3.5.10첩 각1회 20첩 3회

※동의보감>잡병6>적취>적취치법>소적정원산

※소적정원산 消積正元散

治痰飮氣血鬱結, 食積氣不升降, 積聚脹痛.

白朮 一錢半, 神麴· 香附· 枳實· 玄胡索· 海粉 各一錢, 赤茯苓· 陳皮· 靑皮· 縮砂· 麥芽(炒) · 山楂肉· 甘草 各七分.

右剉, 作一貼, 薑三, 水煎服.

담음으로 기혈이 뭉치거나, 식적으로 기가 오르내리지 않거나, 적취로 배가 불러 오르고 아픈 경우를 치료한다.

백출 1.5돈, 신국 · 향부자 · 지실 현호색 · 해분 각 1돈, 적복령 · 진피 · 청피 · 사인 · 맥아(볶는다) · 산사육 · 감초 각 7푼.

이 약들을 썰어 1첩으로 하여 생강 3쪽을 넣고 물에 달여 먹는다.

중급처방

# 23. 탁리소독음(1-093)

사두창(蛇頭瘡), 발가락 궤양, 통증, 서혜부 림프선부종, 보행곤란

## 탁리소독음(1-093)

심ㅇㅇ 여 46세 태음인
부산시 동래구 온천동

### ■ 과정

다음은 선친의 경험을 곁에서 보고 기록한 것으로, 50여년 전 이웃에 계시는 백모님께서 사두창에 걸린 것을 선친께서 발견하고 낫게 하였던 내용이다.

당시 부산에서 한약방을 하셨던 선친께서는 늘 바쁘신 관계로 이웃에 계셔도 백모님을 자주 뵙지 못했는데 어느 날 문안차 들렀는데 발에 붕대를 감고 계셨다.

### ■ 주증상

1. 백모님께서 왼쪽 발의 엄지에 붕대를 감고 계셨다.
2. 선친께서 물으니 어느 날 발가락이 불편하더니만 부스럼이 난 뒤 곪았다는 것이다.
3. 아파서 못 견디어 이웃의 외과병원에 가니 수술하면 간단하다고 하여 수술을 하였다.
4. 외과병원의 권유로 수술을 하셨다면서 붕대를 풀어보니 사두창이였다.
5. 당시 병원은 비용이 많이 들고 문턱도 높아 지금처럼 쉽게 가기 어려운 때였다.
6. 수술 뒤 기다린 지가 한 달 가까이 되어도 상처가 나을 기미가 전혀 보이지 않았다.
7. 수술한 환부는 전보다 범위가 더 넓어지고 나이테 모양으로 안쪽은 누렇게

자리를 잡고 바깥은 검붉게 변해져갔다.

8. 왼쪽 다리의 서혜부에는 임파선이 부어 걸음 걷기나 거동하기조차 힘들어한다.
9. 병원 약을 처음 3일분 약 먹을 때는 안 아파 다 나은 것 같았는데, 그 약을 다 먹고 나니 아픈 것이 더해서 진통제를 약국에서 사다 먹지 않으면 아파서 못 견딘다.
10. 통증이 심해 잠도 설치고, 몸에서 열도 난다.

### ■ 참고증상

11. 추위도 안 탄다. 더위도 안 탄다.
12. 손발과 몸도 모두 따뜻하다.
13. 소식을 하나. 식사는 잘 드신다.
14. 대변도 정상이다.
15. 잠도 잘 주무신다.
16. 매우 건강하다. 감기 등 잔병치레도 거의 안 한다.

### ■ 변증

부친께서 백모님(큰어머니)의 엄지발가락 부위가 나이테 모양으로 안쪽은 누렇게 자리를 잡고 바깥은 검붉게 변해져 있으면서 몹시 아프다는 발가락의 화농 상태를 보시고는 이것은 사두창이란 병이라 많이 아팠을 것인데 하시며 서혜부 임파선 부종도 사두창 때문에 생긴 것이라고 하셨다.

### ■ 투약

사두창이라는 발가락의 화농 상태를 보시고 탁리소독음을 본방대로 한 제를 지어주면서 집에서 달여 드시도록 했다. 당시는 모두가 다 약을 집에서 달여 먹었다.

탁리소독음은 주수상반하기도 하나 병이 아래에 있으니 물로 달여 드시라 했다.

■ **복용후**

1. 탁리소독음을 하루를 복용하니 통증이 줄어들어서 살 것 같고,
2. 통증이 감소되자 잠도 좀 자고,
3. 서혜부가 덜 아프고,
4. 몸에서 열도 나지 않는다.
5. 나머지를 계속 복용하니 발가락 상처에서 고름과 진물이 나던 것이 차차 상처부위가 끄득해지더니 딱지가 앉고,
6. 한 제를 다 복용하고 나니 상처는 물론 서혜부 통증도 거의 없어졌다.
7. 이제는 걸어도 약간의 불편함만 느낄 뿐 다 나으셨다면서 한약방에 찾아오셨다.
8. 놀랍게도 어려운 병이라는 사두창이 탁리소독음 1제로 다 나아진 것이다.

**※ 민족 의학 자산**

한약업사 고령자 채록사업

경남 김해시 주촌면

신천당 한약방

최효영 선생

2022.02.05. 입력 이종대

■ **참고**

사두창(蛇頭瘡)은 손가락이나 발가락 끝 부위에 생기는 화농성 염증으로 곪아서 부풀은 모양이 뱀 대가리 같아 사두창(蛇頭瘡)으로 불려왔다. 예로부터 생인손, 생손앓이, 사두창으로 불려왔던 병이다. 의학적으로는 조갑주위염이라 불린다.

## 투약내역

방약합편 상통 93 탁리소독음 20첩 10일분 1회

※탁리소독음(방약합편)

금은화 진피12g 황기 천화분8g 방풍 당귀 천궁 백지 길경 후박 천산갑 조각자4g

※동의보감>외형7>옹저>옹저내탁>탁리소독산

※탁리소독산 托裏消毒散

凡癰疽服此, 則未成卽消, 已成卽潰. 能壯氣血, 使毒氣不致內攻, 肌肉易生.

金銀花· 陳皮 各三錢, 黃芪(鹽水炒) · 天花粉 各二錢, 防風· 當歸· 川芎· 白芷· 桔梗· 厚朴· 穿山甲(炒焦) · 皂角刺(炒) 各一錢.

右剉, 作二貼, 每一貼, 酒水相半煎服, 病在下, 只用水煎. [《醫鑑》]

옹저에 이것을 복용하면 아직 곪지 않았을 때는 없애고, 이미 곪았으면 터뜨린다. 기혈을 튼튼하게 하여 독기가 속으로 공격하지 못하게 하고 기육이 쉽게 돋게 한다.

금은화 · 진피 각 3돈, 황기(소금물에 축여 볶는다) · 천화분 각 2돈, 방풍 · 당귀 · 천궁 · 백지 · 길경 · 후박 · 천산갑(타도록 볶는다) · 조각자(볶는다) 각 1돈.

이 약들을 썰어 2첩으로 한다. 1첩씩 물과 술을 반반씩 섞은 것으로 달여 먹되, 병이 하부에 있으면 단지 물로만 달인다. [《의감》]

중급처방

# 24. 개결서경탕(3-131)

팔다리저림, 통증

## 개결서경탕(3-131)

심ㅇㅇ 여 65세 태음인

부산광역시 동래구 온천동

### ■ 용모

작은 키에 마르고 안장다리에 강단 있고 잔병치레도 안하는 평소 건강하신 백모님(큰어머님) 이다.

### ■ 개요

30년 전쯤 일이다. 개업 초기에 부산의 백부님 기일에 참석했더니 지금은 고인이 되신 백모님께서 몹시 불편하신 듯 했다.

### ■ 주증상

그 당시도

1. 신경을 쓴 뒤부터 수족이 저리고,
2. 또한 수족이 오그라드는 듯이 아프다.

### ■ 참고

3. 시집와서 딸만 둘 낳고 아들을 못 낳아서 시집살이로 마음고생을 많이 하여 그래서 신경을 많이 써 오셨다.
4. 게다가 양자로 들인 아들마저 전사하게 되자 더더욱 마음고생을 많이 하셨다.

5. 발다리가 저리고 아픈 것이, 다치거나 과도한 일을 했거나 농사일을 해서 아픈 것이 아니라 아들을 못 낳아서 신경을 과다하게 써서 아팠던 것이다.

### ■ 참고증상

6. 추위나 더위도 안 탄다.
7. 손발과 몸도 모두 따뜻하다.
8. 소식을 하며 식사도 잘 드신다.
9. 대변도 정상이다.
10. 잠도 잘 주무신다.
11. 살아오면서 매우 건강하여 잔병치레도 거의 안 하고 살아오셨다.

### ■ 변증

목·허리 디스크가 있거나 다친 적도 없는데 손과 팔다리가 저린 것을 보면 이는 혈액순환이 잘되지 않아 나타나는 것으로 보았다.

신경을 많이 쓰거나 걱정을 많이 하면 전신에 긴장 뒤 이완이 오고. 긴장-이완이 반복하면서 심박출력과 혈관 신축력이 약해져서 팔다리에 이르는 혈액량이 감소하게 되고 이 경우에도 팔다리가 저리는 증상이 나타나기 때문이다.

저림이 심하면, 저린 것이 오그라드는 듯한 아픔이 온다는 것을 보면 그 정도가 매우 심해져서 근육의 수축상태까지 진행된 것으로 볼 수 있다.

### ■ 치법

다치거나 과도한 일을 했거나 농사일을 해서 아픈 것이 아니라 아들을 못 낳아서 신경을 과다하게 썼고 이것이 혈액순환과 팔다리의 근육에 영향을 준 것으로 보고 긴장 뒤 나타난 이완과 근육의 수축으로 오는 통증이므로 행기의 치법을 검토해 보았다.

## ■ 처방구상

신경을 많이 써서 온 질환에는 귀비탕, 가미귀비탕, 향소산, 개결서경탕, 가미온담탕, 행기향소산, 소요산, 육울탕, 청간해울탕등 무수히 많다.

이 처방 중에서 신경을 많이 쓸 때 사용하는 향소산 계통의 처방이 적합할 것 같고, 또한 팔다리가 아프기도 한다는 것을 보면 가미귀비탕이나 가미온담탕 류 보다는 행기 · 이기제가 포함된 행기향소산이나 개결서경탕이 더 적합해보였다.

다만 소화기 장애가 없다는 점에서 행기향소산보다는 정신적 긴장으로 인한 견비통이나 관절통 사지통에도 많이 사용하는 개결서경탕이 더 적합해보였다.

## ■ 투약

평소 강건한 태음인 할머니이며 팔다리가 저리고 저린 것이 심하면 오그라드는 듯한 아픔이 온다는 것을 보면 개결서경탕(3-131)이 적합할 것 같아 쓰기로 하고. 효과를 위해 2배량으로 한 뒤 활투대로 위령선 우슬 목과4g 부자1.2g을 더하여 20첩을 지어드렸다.

## ■ 경과

그 뒤로 큰집에 갔을 때 백모님을 모시고 계셨던 큰집 형수님께 들은 바로는

1. 개결서경탕을 1제를 복용하고는 팔다리가 저린 적이 한 번도 없었으며
2. 팔다리 통증도 다시 나타나지 않았다는 것이다.
3. 그 후 96세로 별세하기까지 한 번도 수족이 저리고 오그라들면서 아픈 증상이 없었다 하시며 '그 약이 참으로 신기하다'며 늘 말씀을 하셨다고 하였다.

**※ 민족 의학 자산**

한약업사 고령자 채록사업

경남 김해시 주촌면

신천당 한약방

최효영 선생

2022.02.04. 입력 이종대

### 투약내역

※방약합편 하통 131 개결서경탕 배량 + 활투. 우슬 목과 위령선4g 부자 1.2g. 20첩 1회

※동의보감>외형3>피부>마목>개결서경탕

※개결서경탕 開結舒經湯

治婦人七情六鬱, 氣滯經絡, 手足麻痺.

紫蘇葉· 陳皮· 香附子· 烏藥· 川芎· 蒼朮· 羌活· 南星· 半夏· 當歸 各八分, 桂枝· 甘草 各四分.

右剉, 作一貼, 薑 三片煎, 入竹瀝, 薑汁調服. [《醫鑑》]

부인의 칠정이나 육울로 기가 경락에서 막혀 손발이 마비된 것을 치료한다.

자소엽 · 진피 · 향부자 · 오약 · 천궁 · 창출 · 강활 · 남성 · 반하 · 당귀 각 8푼, 계지 · 감초 각 4푼.

이 약들을 썰어 1첩으로 하여 생강 3쪽을 넣고 달인 후 죽력과 생강즙을 타서 먹는다 [《의감》]

소엽 진피 향부자 오약 천궁 창출 강활 남성 반하 당귀3.2g 계지 감초1.6g

중급처방

# 25. 회수산(3-128)

목회전 곤란, 목굴신 곤란, 목 디스크

## 회수산(3-128)

김ㅇㅇ 남 48세 소양인 아파트 관리
경남 양산시 거주

### ■ 용모

키가 크고(184cm) 여리여리하며 검은 얼굴에 활달한 성격이다.

### ■ 과정

아파트 관리로 인해 과도한 스트레스로 몇 년간 신경을 많이 썼다.

이후 어느 순간부터 어깨가 뻐근하고 뒷목이 뻣뻣해지고 목을 돌리기가 곤란해졌다.

### ■ 주증상

1. 목을 좌우로 돌리기가 잘되지 않는다.
2. 동시에 아래위로 젖히는 것도 어렵다. 즉 목의 상하운동인 굴신도 잘 안 된다.
3. 모습은 마치 거북목과 흡사하다.
4. 병원에서는 목디스크라고 진단했다.
5. 그간 병원치료와 울산에 있는 지압원에서 지압을 받을 때는 좋은 듯하다가 다시 원 위치로 된다.

■ **참고증상**

6. 체중도 5kg 정도 감소되었다.
7. 몸은 따뜻하며
8. 평소 물을 많이 마신다.

■ **투약1**

목을 잘 못 돌리고 위아래로 굴신마저 잘 못 한다고 하니 당연히 목근육의 긴장으로 인해 목을 못 돌리는데 사용하는 회수산을, 효력증대를 위해 1.5배량으로 한뒤 1제인 20첩을 달여 35팩으로 하여 하루 2~3회 복용토록 권고하였다.

■ **경과1**

회수산을 지어간지 며칠 뒤 연락이 왔다.

1. 회수산 3봉을 복용한 뒤 목과 어깨가 뭉친 것이 풀리는 것 같은 감이 온다.
2. 전체적으로도 기분이 매우 좋아졌다.
3. 그래서 목이 뻐근한 동료들에게 1봉씩 먹어보라고 나누어 주었다 한다,
4. 약을 모두 복용한 뒤 불편한 정도가 70%는 나았다고 하였다.
5. 한약을 복용하면서 병원치료는 받지 않았다.
6. 그러나 울산의 지압은 가끔 받았다.
7. 그러면서 먼저의 약을 한 번 더 지어 달라고 요청하였다.

■ **투약2**

회수산 1제를 복용했음에도 70% 정도만 나았다고 하니 완전히 낫지 않은 것은 스트레스로 인한 긴장부분의 약성이 빠진 것 같다고 보고 이번에는 먼저의 회수산에 기울에도 사용하는 향소산을 합방하여 1제를 더 지어주었다.

■ **경과2**

2번째 경과를 알기 위해 환자와 통화해보니 "약간만 불편하지 거의 나아가는 중"이라 합니다.

"약이 아직 절반 정도 남아있으며 그간도 복용하다 안 하다 했다"며 "다 먹고 연락한다"했답니다.

**※ 민족 의학 자산**
한약업사 고령자 채록사업
경남 김해시 주촌면
신천당 한약방
최효영 선생
2022.01.11. 입력 이종대

**⊞ 투약내역**

1. 방약합편 하통 128 회수산 1.5배량 20첩 10 일분 1회

※동의보감>외형2>경항>항강>회수산

※회수산 回首散

治頭項强急, 筋急, 或挫枕, 轉項不得者.

烏藥順氣散[方見風門], 加羌活· 獨活· 木瓜, 水煎服. [《醫鑑》]

머리와 목덜미가 당기고 근이 당기거나, 베개를 잘못 베고 자서 목을 제대로 돌리지 못하는 것을 치료한다.

오약순기산[마황 진피 오약 各一錢半 천궁 백지 백강잠 지각 길경 各一錢 건강 五分 감초 三分 강三片 조二枚] 에 강활 · 독활 · 모과를 넣고 물에 달여 먹는다. 《의감》

2. 방약합편 하통 128 회수산 1.5배량 + 중통 17 향소산 20첩 10 일분 1회

※동의보감>잡병2>한寒>상한표증>향소산

※향소산 香蘇散

治四時傷寒, 頭痛身疼, 發熱惡寒, 及傷風·傷濕·傷寒, 時氣瘟疫.

香附子·紫蘇葉 各二錢, 蒼朮 一錢半, 陳皮 一錢, 甘草(炙) 五分.

右剉, 作一貼, 入薑 三片, 葱白 二莖, 水煎服. [《入門》]

사계절의 상한으로 머리가 아프고 몸이 쑤시며 발열과 오한이 있는 경우, 상풍 · 상습 · 상한, 유행성 온역 등을 치료한다.

향부자 · 자소엽 각 2돈, 창출 1.5돈, 진피 1돈, 감초(굽는다) 5푼.

이 약들을 썰어 1첩으로 하여 생강 3쪽, 총백 2줄기를 넣어 물에 달여 먹는다.《입문》

3. 회수산(3-128)

마황 진피 오약6g천궁 백지 백강잠

지각 길경4g 건강2g 감초1.2g 생강3쪽 대추2개 강활 독활 목과 4g 加 향부자 소엽 12g

중급처방

# 26. 통순산(2-155)

갑작스런 허리통증, 삐근통, 굴신곤란

## 통순산(2-155)

윤○○ 여 70세 소양인
경남 김해시 주촌면

### ■ 용모

체격과 성품이 좋은 필자의 아내다.
살이 잘 찌고 한번 찐 살은 잘 안 빠진다.

### ■ 과정

며칠 전의 일이다.
배추를 절이려고 칼질을 하다가 갑자기 허리가 아파 굴신을 하기가 어렵다고 한다.
배추를 옮기다가 허리에 무리가 온 것 같았다.
허리 잘록한 부위가 좌측에서 우측으로 전체가 삐근하고, 우리한 산통이다.

### ■ 주증상

1. 갑작스런 요통이 발생했다.
   1) 굴신하기가 어렵다.
   2) 굽히거나 펼 때 악~악~한다.
   3) 허리가 삐근, 우리한 산통이 있다.
   4) 선친의 병수발을 할 때 좌섬요통이 있었다.
   5) 해마다 그 시기가 되면 요통이 발생한다.

■ **참고증상**

2. 추위 더위를 다 탄다.
3. 땀이 많다.
4. 에어컨, 선풍기 바람을 좋아한다.
5. 찬 음식, 찬물을 선호한다.
6. 물을 많이 마신다.
7. 식사가 빨라서 혹 소화장애가 올 때도 있다. 소화장애가 와도 회복이 빠르다.
8. 살찔까 소식을 하다 보니 변비기가 있다.

■ **참고**

9. 부지런해서 일을 안 미루는 성품이다.
10. 좌측 슬관절 인대파열로 병원에서 시술을 했다.
11. 체중이 증가하면 무릎에 시술한 곳에 무리가 와서 다이어트 중이다.
12. 약 먹기를 싫어해서 좀처럼 아프다는 말을 잘 안 한다. 못 견디게 아프면 약 3첩만 지어 달라한다. 그것도 1~2첩 복용하고 나으면 더는 복용을 안 한다.
13. 파스도 알레르기가 생겨 붙이기를 싫어한다.

■ **변증**

갑작스런 요통이라 허리가 삐어서 나타난 좌섬요통으로 봐야 한 것인지

아니면 살이 잘 찌고 한번 찐 살은 잘 안 빠지고 땀이 많은 것을 보고 담음요통이나 습체요통으로 봐야 할 것인지 잠시 고민하다가.

그러다가 생각난 것이 선친의 병수발을 할 때 좌섬요통이 생긴 적이 있었고, 해마다 그 시기가 되면 요통이 발생한다는 것을 보고 담음요통에 가깝다고 판단하였다.

■ **처방구상**

좌섬 담음(담)요통에 빈용방으로는 통순산, 궁하탕이 있고, 습체요통일 경우는 오약순기산, 회수산 등이 있고, 좌섬요통일 경우는 여신탕, 입안산, 당귀수산,

오적산 등이 있으나 아내가 살이 약간 있어서 담음요통일 수 있다고 보고 방약합편 활투에 인동을 더하면 효력이 더 좋다는 내용과 동의보감의 활투에 담음요통일 경우는 반하. 남성1돈을 더 한다고 기술되어 있고, 마침 한약방에 이와 같이 인동 반하, 남성을 더한 달여 놓은 통순산이 있어서 우선 통순산 3봉을 투약 해보기로 했다.

■ **투약**

허리가 아파도 약을 먹기 싫어하는 아내를 설득하여 3봉만 복용하기로 약속을 하고, 통순산 3봉을 주었다. 먼저 1봉을 마셨다.

■ **경과1-1**

1. 오전에 1봉을 복용하고는 좀 덜 아픈지 근근이 배추를 절여놓고 목욕을 다녀왔다.
2. 허리를 굽히는 굴신만 안하면 통증이 좀 덜하고 한다.

■ **복용1-2**

다시 잠자기 전에 1봉을 더 복용하였다,

■ **경과1-2**

1. 2번째 복용 뒤부터는 통증이 격감하고 펴고 굽히는 굴신도 힘들지 않아 하면서,
2. 그 다음날 아침에 일찍 일어나서는 절인 배추를 다 헹구었다.
3. 약은 3봉이 1일분이라 벌써 복용을 다 해야 되는데 아직 1봉이 남았다.
4. 지금은 어떠냐 물으니 조금 불편해도 허리가 아픈 통증은 거의 없다고 한다.

■ **복용1-3**

그날 밤에서야 남은 한 봉을 권유해서 복용했다.

■ **경과1-3**

다음 날 아침에 확인하니

1. 허리통증도 굴신곤란도 없어져서 많이 편해졌다 한다.
2. 그 뒤로 허리가 아프다는 말은 안 하고 일상생활을 잘하고 있다.

**※ 민족 의학 자산**

한약업사 고령자 채록사업

경남 김해시 주촌면

신천당 한약방

최효영 선생

2023.09.09. 입력 이종대

**투약내역**

방약합편 중통 154 통순산+인동 반하 남성 1돈. 1일분 3봉을. 2일간 3봉 복용

*통순산을 영위반혼탕으로 부르기도 한다

**※동의보감>잡병8>옹저>유주통>영위반혼탕**

**※영위반혼탕 榮衛返魂湯**

主一切痰飮爲患, 專治痰腫. 又治癰疽發背, 流注腫毒.

赤芍藥· 木通· 白芷· 何首烏· 枳殼· 茴香· 烏藥· 當歸· 甘草 各一錢.

右剉, 作一貼, 酒水各半煎服. [《醫林》]

담음으로 인한 모든 병을 다스리는데, 주로 담종을 치료한다. 또, 옹저발배나 유주(流注)의 종독을 치료한다.

적작약 · 목통 · 백지 · 하수오 · 지각 · 회향 · 오약 · 당귀 · 감초 각 1돈. 이 약들을 썰어 1첩으로 하여 술과 물 반씩 섞은 것에 달여 먹는다. [《의림》]

2.一名追風通氣散, 一名通順散, 又名何首烏散. 此方宜與十宣散, 相間用之, 幷加忍冬藤. [《入門》]

추풍통기산 · 통순산 · 하수오산이라고도 한다. 이 처방은 십선산과 번갈아 써야 하는데, 모두 인동덩굴을 더한다. [《입문》]

3.凡氣血逆於肉理, 令壅結爲癰疽. 此藥, 大能順氣匀血, 自然榮衛通順, 不生變證, 尤合內疽. [《入門》]

기혈이 육리(肉理)를 거스르면 막히고 뭉쳐서 옹저가 된다. 이 약은 크게 기혈을 고르게 하니 저절로 영위가 순조롭게 통하여 변증이 생기지 않기 때문에 내저(內疽)에 더욱 좋다. [《입문》]

4.虛加炮附子·實加大黃. 痰盛加南星·半夏. 腫毒堅硬不穿, 加川芎·麻黃·葱白, 全蝎·穿山甲. 流注加獨活. 流注者, 氣血凝滯, 加獨活則可以動一身血脈, 血脈旣動, 豈復有流注乎. [《入門》]

허할 때는 부자(습지에 싸서 굽는다)를 넣고, 실할 때는 대황을 넣는다. 담(痰)이 성하면 남성 · 반하를 넣고, 종독이 단단하여 뚫리지 않을 때는 천궁 · 마황 · 총백 · 전갈 · 천산갑을 넣는다. 유주에는 독활을 넣는다. 유주는 기혈이 엉긴 것인데, 독활을 넣으면 온몸의 혈맥을 움직인다. 혈맥이 움직이면 어찌 다시 유주가 생기겠는가 [《입문》]

5.此藥, 治流注, 癰疽發背, 至於救壞病, 活死肌, 弭患於未萌之前, 拔根於旣愈之後, 大能順氣匀血. 盖氣, 陽也. 血, 陰也. 只調陽不和陰, 則氣耗而凝, 肌必不活, 如五香連翹之類, 是也. 只和陰不調陽, 則血旺而氣弱, 病必再作, 如內補十宣之類是也. 此藥兼之, 眞神仙妙劑也. [《醫林》]

이 약은 유주나 옹저발배를 치료하고, 심지어 괴병(壞病)에서 구해 내거나 죽은 살을 살린다. 병이 나기 전에 우환을 막고 이미 나은 후에 뿌리를 뽑아낸다. 크게 기를 순조롭게 하고 혈을 고르게 한다. 기는 양이고 혈은 음이다. 양만 고르고 음이 고르지 않으면 기가 소모되고 막혀서 반드시 새살이 나지 않는다. 오향연교탕 같은 것을 이러한때에 쓴다. 음만 고르고 양이 고르지 않으면 혈은 왕성하고 기는 약하여 병이 반드시 재발한다. 내보십선산 같은 것을 이러한때에 쓴다. 이 약은 이것을 모두 겸하니 참으로 신선의 묘약이다.

**※통순산**(2-154)
적작약 목통 백지 하수오 지각 회향 오약 당귀 감초 각 1돈

*일명. 영위반혼탕 일명 추풍통기산. 일명 하수오산.
*치 일절담음위환 전치담종.

중급처방

# 27. 빈소산(3-135) → 배농산급탕(금궤)

빈소산(3-135): 좌측 종아리 부종, 통증, 저림, 피로 / 배농산급탕(금궤): 풍치통, 저작불편

## 빈소산(3-135) → 배농산급탕(금궤)

최ㅇㅇ 여 55세 소양인

경남 창원시 의창구

### ■ 용모

체구가 크고 키도 크다.

외형상으로는 건강하게 보인다.

### ■ 과정

본 한약방에서 효과를 본 손님의 소개로 창원에서 내방했다.

횟집을 운영하는데 바빠서 종일 서서 일을 한다. 3~4년 전부터 좌측무릎 아래가 아프기 시작했는데 최근에 서서 일하기가 곤란할 정도로 아프다고 하니 소개를 한 것이다.

### ■ 주증상

1. 좌 무릎 하 부종, 통증
   1) 3~4년 전부터 좌측무릎 아래가 아프기 시작했는데 최근에 서서 일하기가 곤란할 정도로 아프다.
   2) 좌측 종아리가 터질 듯한 통증과 부종이 있다. 부어 있어도 열감은 없다.
   3) 좌측 종아리가 마비감이 있고 무겁다.
   4) 매일 서서 작업하는 같은 일을 반복하다 보니 세월이 이렇게 지났다.
   5) 오래전부터 다리의 부종과 통증 저림이 있을 때마다 병원에서 처방받은 양약을 복용하면 며칠은 견딜 수 있으나 그때뿐이다.

■ **부수증상**

2. 양 쪽 어금니에 풍치가 있다.
   1) 잇몸이 부어서 치아가 솟아있다.
   2) 음식을 먹으면 이가 아프고 불편하다.
3. 과로로 피로하고 기운이 없다.
   1) 과로로 집에 오면 그대로 잠이 든다.
   2) 스트레스를 많이 받는다.
4. 허리가 약하고 불편하다.

■ **참고증상**

5. 더위를 탄다.
6. 몸은 따뜻하다.
7. 찬 음식을 선호한다.
8. 식사는 잘하고
9. 소화력은 문제없다.
10. 대변은 1~2일에 1번. 변비 기가 있다.
12. 배변 뒤 시원하지 않다.

■ **변증**

직업상 습한 장소에서 계속 서서 종일 일을 하게 되니 피로가 겹치면서 다리로 내려간 피가 피로로 잘 올라오지 못하자 외장골 정맥의 비복근에 정맥혈이 울혈이 되면서 자연히 종아리에 피가 울체가 되기 쉬울 것이고 울체되면 혈액순환에 장애가 발생하면서 통증이 나타난 것이라 할 수 있다.

횟집의 주방이나 회를 요리하는 곳이 습기가 많은 곳이라 습기 또한 영향을 받아 붓고 아픈 증상이 풍습에서 기인된 것으로 생각하였다.

## ■ 치법

습체 부종을 해소하자면 혈액이 잘 통하면서 혈액이나 무릎 아래 비복근 근육의 조직 속에 포함되어있는 긴장을 풀어주면서 습체도 풀어주어야 개선이 될 것이다.

따라서 근육의 긴장을 풀어주는 행기작용을 하면서 잉여수분인 습체 현상이 개선시킬 수 있는 행기, 거습의 치법을 사용하기로 하였다.

## ■ 처방선정

무릎아래 부종과 부종을 겸한 통증 마비감에는 청열사습탕, 빈소산, 대강활탕, 대방풍탕, 독활기생탕, 계작지모탕 등을 쓸 수 있다. (새로보는 방약합편. 목차 참조)

그중에 스트레스를 많이 받아 행기할 수 있는 향소산 계통방에, 오랫동안 울체된 습체를 제거할 수 있으면서 기울에도 겸하여 빈용하는 빈소산으로 선방하였다.

또한 체열이 높은 소양인의 풍치통이므로 실증으로 보고 배농산을 합방해서 투약하기로 했다.

## ■ 투약

종아리가 터질 듯한 통증과 부종과 무거움과, 저림에 빈소산 2배량, 활투대로 위령선 1돈과

풍치통에 배농산(금궤)을 합방하여 한 제 45p. 120cc를 달여 주었다.

## ■ 경과1-1

4일 뒤 확인하니

1. 다리가 너무나도 아파서 울고 싶었는데 지금은 서서 일을 해도 아프지 않다.
2. 다리의 부종, 통증과 저림이 덜하니 피로도 줄어졌다.
3. 이가 아픈 풍치도 많이 개선이 되었다. 저작하는데 불편함이 없다.

■ **경과1-2**

12일 뒤 다시 확인하니

1. 종아리는 통증이 없어졌고,
2. 통증이 발목으로 내려왔는지 기분이 나쁠 정도로 아프며 찌릿하다.
3. 통처가 움직이는 것은 나을 조짐으로 본다며 걱정하지 말라고 했다.

■ **경과1-3**

약 20일 뒤 한 제를 더 부탁할 때 경과를 확인하니,

1. 전체적으로 많이 좋아졌는데,
2. 아직은 다리가 무겁다.
3. 약간의 저림이 있다.
4. 먼저 말씀대로 발목의 통증도 현저히 줄었다.

■ **투약2**

빈소산이 효과가 있으므로 먼저와 같은 처방에 활투대로 위령선 1돈과 유향 5푼을 더해서 한 제를 더 달여 주었다.

**※ 민족 의학 자산**

한약업사 고령자 채록사업

경남 김해시 주촌면

신천당 한약방

최효영 선생

2023.08.25. 입력 이종대

### ⊞ 투약내역

방약합편 하통 134 빈소산 배량+위령선4g + 금궤요략 배농산 20첩 10일분 1회

**※동의보감>외형4>다리>각기치법>빈소산**

**※빈소산 檳蘇散**

治風濕脚氣, 腫痛拘攣, 用此疏通氣道.

蒼朮 二錢, 香附子· 紫蘇葉· 陳皮· 木瓜· 檳榔· 羌活· 牛膝 各一錢, 甘草 五分.

右剉, 作一貼, 入薑 三片, 葱白 三莖, 同煎服. [《十三方》]

풍습으로 인한 각기로 붓고 아프며, 경련이 있는 것을 치료한다. 이 약으로 기가 흐르는 길을 소통시킨다.

창출 2돈, 향부자 · 자소엽 · 진피 · 모과 · 빈랑 · 강활 · 우슬 각 1돈, 감초 5푼.

이 약들을 썰어 1첩으로 하여 생강 3쪽, 총백 3줄기를 넣어 달여 먹는다.《십삼방》

중급처방

# 28. 위풍탕(2-106)

고열감기(독감) 뒤 설사, 기핍, 피로, 식욕부진

## 위풍탕(2-106)

배ㅇㅇ 여 43세 태음인 주부

경남 양산시

### ■ 용모

쌍둥이의 어머니로 체격이 통통하고 얼굴이 둥글고 갈색의 두터운 피부이다.

### ■ 과정

쌍둥이 여아를 키우는 엄마인데 자매가 고열을 동반한 독감을 앓아 같이 이환이 되어 고생을 하다가 병원 치료로 쌍둥이 자매는 나았다. 그러나 엄마는 감기는 나았지만 독감의 후유증이 남아있다는 것이다.

### ■ 주증상

독감은 나았지만 독감의 후유증으로

1. 음식물을 섭취하면 약간의 복통과 함께 곧바로 물설사를 한다.
2. 기운이 하나도 없다. 기운이 없어 누울 자리밖에 안 보인다.
3. 많이 피로하다.
4. 약간의 신체통과 미열도 남아있다.

## ■ 참고증상

5. 추위, 더위를 다 탄다.
6. 손발은 따뜻하다.
7. 땀은 보통으로 난다.
8. 물을 적게 마신다.
9. 식욕이 부진하다.
10. 평소 변비 경향이 있다.
11. 소화는 잘된다.
12. 잠을 깊게 자지 못하는 천면이 있다.
13. 살이 잘 찐다.

## ■ 변증

주호소는 독감 뒤 고생을 하다가 독감은 좀 나아졌는데 설사를 계속하고 기운이 없다는 것이다.

설사는 소화불량이나 상한 음식 등 설사 요인도 없는데 설사를 계속하는 것은 체질적으로 대장이 약하기 쉬운 태음인의 특성 때문이라고 보았다.

태음인은 대장이 약하기 쉬운 특성이 있으므로 몸이 약해지면 약한 부위인, 즉 대장에서 탈이 나기 쉽기 때문에 설사를 한다고 보았다.

## ■ 치법

독감 뒤 과로가 겹친 설사에 약간의 발산과 잉여수분으로 소화관에 습체가 되어 있는 상태를 이수를 시켜주면 복강 내에 수분이 격감됨으로써 물설사가 멈출 수 있을 것으로 보았다.

이렇게 설사가 멈춰지면 식욕증진이 되면서 체력도 회복될 것으로 보았기 때문이다.

### ■ 처방구상

감기 뒤 나타나는 설사에는 위령탕, 곽령탕, 시령탕 등 오령산 계열의 처방과 곽향정기산 불환금정기산 인삼양위탕 오적산 등 다수가 있다.

허약하면 곽령탕 오적산 불환금정기산을, 열실하면 시령탕을 쓸 수 있을 것이다.

체열이 중간 정도이면서 물설사가 심하면 그중에서 위령탕(3-086)을 쓸 수 있어서 위령탕을 사용하기로 하였다.

### ■ 투약

그러나 착각을 하여 위령탕을 준다는 것이 위풍탕(2-106)으로 잘못알고 위풍탕 반제 10첩을 15p로 120ml 씩 달여(속미는 넣지 않았다) 주었다.

조리 겸 회복제로 청폐사간탕 한 제도 30p 120ml 도 같이 보냈다.

### ■ 경과

독감을 앓은 뒤 미열이 있고 신체통이라, 혹시 인삼이 든 위풍탕이 해가 되지 않을까 걱정이 되어, 3일 뒤 전화로 확인해보니

1. 위풍탕 4봉을 복용한 뒤 설사가 멎었다는 것이다. 어라~~~!?
2. 아울러 피로도 덜 하고
3. 식욕이 돌아와 이제 살만하다고 한다.
4. 위풍탕도 허약이 심하여 나타나는 설사에 사용하는 처방이나 뜻밖의 효과를 본 것이다.

### ■ 후기

독감 뒤 몸이 허약해지고 약간의. 신체통과 미복통이 있는 열성 태음인이, 설사를 할 때 기운이 많이 빠지는 정도로 허약이 심해지게 되자 운 좋게 오히려 위풍탕이 허약성 설사에 잘 맞은 경우가 되었다.

원래 위풍탕은 과로나 스트레스 선천허약 등으로 몸이 매우 약하여 위점막에서 미세출혈이 생겨 소장에서 혈액이 흡수되어 검은색으로 되었다가, 대장도 연약하

여 음식물에 포함된 수분을 흡수하지 못하게 되자 검은 콩즙 같은 흑두즙 같은 설사를 하는 증상에 사용한다. 또는 전신이 매우 허약하여 기혈이 부족할 때 나타나는 전신 허약형 설사에 사용하는 처방인 것이다.

**※ 민족 의학 자산**

한약업사 고령자 채록사업

경남 김해시 주촌면

신천당 한약방

최효영 선생

2023.08.07. 입력 이종대

**⊞ 투약내역**

방약합편 중통 106 위풍탕 10첩 15봉 중 4봉 복용뒤 설사중단 피로격감.

**※동의보감>내경4>대변>5종설사>위풍탕**

**※胃風湯 위풍탕**

治腸胃濕毒, 腹痛泄瀉, 下如黑豆汁, 或下瘀血.

人參· 白朮· 赤茯苓· 當歸· 川芎· 白芍藥· 桂皮· 甘草 各一錢.

右剉, 作一貼, 入粟米一撮, 水煎服《得效》

장위(腸胃)의 습독으로 배가 아프고, 설사를 하되 검정콩즙 같거나 어혈이 나오는 것을 치료한다.

인삼 · 백출 · 적복령 · 당귀 · 천궁 · 백작약 · 계피 · 감초 각 1돈. 이 약들을 썰어 1첩 으로 하여 좁쌀 1자 밤을 넣고 물에 달여 먹는다. [《득효》]

**※위풍탕**

인삼 백출 적복령 당귀 천궁 백작약. 계피 감초 각 1돈. 속미 1찰

*치 장풍습독설. 사하여 흑두즙.

**※위령탕**(3-086)

창출. 후박 진피 저령 택사 백출 적복령 백작약 각1돈. 관계 감초 각5푼 생강 3편 조 2매.

*치 비위습성 설사복통.

**※청폐사간탕**(상)

갈근 4돈  황금 고본 각2돈 나복자 길경 승마 백지 대황 각1돈

*치 허로급몽설 증에 변비자

중급처방

# 29. 청장탕(3-063)

혈뇨, 소변(방광)출혈

## 청장탕(3-063)

김ㅇㅇ 여 59세 태음인

경남 김해시 장유면 거주.

### ■ 용모

얼굴이 하얗고 피부가 두터우며 살이 찐 편이고 몸집이 크다.

### ■ 과정

지난번 감기 후유증으로 쌍금탕(쌍화탕+불환금정기산)을 복용하고 피로 등 여러 후유증이 나았던 사람이다.

이번에는 혈뇨로 왔다.

### ■ 주증상

1. 혈뇨 주 1~3회
   1) 3개월 전부터 소변 시 출혈이 잦아졌다.
   2) 과로 때는 한 번씩 소변출혈이 있었다.
   3) 처음엔 자주 있는 일이 아니라 등한시 했었다.
   4) 하복이 빼근하다.
   5) 소변이 시원하지 않다.
   6) 병원 검사 결과는 방광출혈이라 한다.

### ■ 부수증상

2. 피로하다.
3. 갈증은 나는데 일 하기가 바빠서 물을 마실 여유가 없다.

### ■ 참고증상

4. 더위를 많이 탄다.
5. 에어컨이나 선풍기 바람을 좋아한다.
6. 물을 많이 마시고 땀도 많다.
7. 소화력은 좋다.
8. 뜨거운 물을 선호한다.

### ■ 참고

9. 살이 잘 찐다.
10. 길눈이 어둡다.

### ■ 변증

혈뇨는 신장출혈과 방광출혈이나 결석으로 오는 경우가 있다.

신장출혈은 신우신염으로 오는 경우가 많으며 붉은 경우도 있고 커피색인 경우도 있으며 다량으로 나온 경우가 많다.

요로 결석일 경우에는 통증이 심하면서 조금씩 피가 소변으로 나오고.

방광출혈도 조금씩 소량으로 나오나 요로결석보다는 혈뇨량이 많고 격심한 통증은 아니다.

### ■ 치법

이 혈뇨를 병원진단이 방광출혈이라 하므로

방광출혈에는 육미지황탕 팔미원 사물탕 보중익기탕 팔물탕 청장탕 등 다수를 허실에 따라 사용한다.

■ **처방구상**

선친께서는 혈뇨에는 육미지황탕에
지유 초흑, 형개 초흑을 각 2돈씩 해서
많이 쓰셨고,
열성을 띠거나 잔뇨감이 있으면
만전목통탕을 합방하셨다.

그러나 나는 체격이 크고 더위를 타는 실증으로 보고 혈뇨에 가장 많이 사용하는 청장탕을 선방하였다.

■ **투약**

편축이 없어서 넣지 못하고, 청장탕 본방대로 한 제를 달여 주었다.

■ **경과1-1**

그 다음 날 확인하니
1. 한 봉을 복용했는데 설사가 계속 난다.
2. 설사가 계속되면 1/2봉씩 복용하라고 했다.

■ **경과1-2**

그 다음 날 확인하니
1/2봉씩 복용하니 설사가 멎었다.

■ **경과1-3**

그 다음 날 확인하니
1. 한 봉씩 복용해도 설사는 안 하고,
2. 소변출혈은 첫 날만 한 번 있었고,
3. 지금은 소변출혈이 없다.

■ **경과1-4**

5일 뒤 확인하니

1. 소변출혈이 소실되었다.
2. 피로가 거의 없다.
3. 하복 뻐근함이 소실되었다.
4. 소변불리가 소실되었다.

**※ 민족 의학 자산**<br>
한약업사 고령자 채록사업<br>
경남 김해시 주촌면<br>
신천당 한약방<br>
최효영 선생<br>
2023.09.24. 입력 이종대

■ **참고**

동의보감의 혈문을 보면 뇨혈에도 청장탕이 있고, 대변출혈인 변혈에도 같은 처방명인 청장탕이 있다. 변혈에 쓰는 청장탕의 처방구성은 조금 다르다. 아래와 같다.

**투약내역**

방약합편 하통 63 청장탕 20첩 30봉 1회

1. 동의보감>내경2>혈血>뇨혈尿血>청장탕

※淸腸湯 청장탕

治尿血.

當歸· 生地黃· 梔子(炒) · 黃連· 赤芍藥· 黃柏· 瞿麥· 赤茯苓· 木通· 萹蓄· 知母· 麥門冬 各七分, 甘草 五分.

右剉, 作一貼, 燈心 一團, 烏梅 一箇, 水煎服. [《回春》]

요혈을 치료한다.

당귀 · 생지황 · 치자(볶은 것) · 황련 · 적작약 · 황백 · 구맥 · 적복령 · 목통 · 편축 · 지모 · 맥문동 각 7푼, 감초 5푼.

이 약들을 썰어 1첩으로 하여 등심 1단, 오매 1개와 함께 물에 달여 먹는다. [《회춘》]

2. 淸臟湯 청장탕

治大便下血.

生地黃 一錢, 當歸(酒洗) · 地楡 各八分, 黃芩· 梔子(炒黑) · 黃柏(炒) 各七分, 白芍藥· 黃連· 側柏葉· 阿膠珠 各六分, 川芎· 槐角(炒) 各五分. 右剉, 作一貼, 水煎服. [《回春》]

대변에서 피가 나오는 것을 치료한다.

생지황 1돈, 당귀(술로 씻은 것) · 지유 각 8푼, 황금 · 치자(검게 볶은 것) · 황백(볶은 것) 각 7푼, 백작약 · 황련 · 측백엽 · 아교주 각 6푼, 천궁 · 괴각(볶은 것) 각 5푼.

이 약들을 썰어 1첩으로 하여 물에 달여 먹는다. [《회춘》]

중급처방

# 28. 치자청간탕(3-148) + 하고초산(2-155)

스트레스 과다, 갑상선 부위와 경부임파선 혹(영류:癭瘤) 4개, 신경질, 낮잠, 피로, 탈모

## 치자청간탕(3-148) + 하고초산(2-155)

고ㅇㅇ 남 16세 소양인 중3 178cm 78kg
서울시 중구 통일로 거주.

### ■ 용모

키가 크고 배가 불룩하게 나온 기골이 장대한 중3의 성악가 훈련 학생이다.

### ■ 과정

이전 방풍통성산으로 체열과다형 여드름과 변비를 치료한 성악 소질의 중학생으로 여드름은 다 나았으나 이번에는 목 주위에 작은 혹이 여러 개 생겼다는 것이다

### ■ 주증상(2013.7)

1. 목 주위 작은 혹 4개
   1) 갑상선 부위에 반지름 5mm인 혹 2개와
   2) 경부 임파선에 반지름 5mm의 작은 혹 2개가 생겼다.

### ■ 부수증상

2. 신경질을 많이 낸다.
3. 스트레스를 많이 받는다.
4. 낮잠을 거의 잔 적이 없는데 요즘 낮잠을 자주 잔다.
5. 16세의 나이인데도 피로하다고 한다.

■ **참고증상**

6. 에어컨과 선풍기 바람을 좋아한다.
7. 몸에 열이 많다.
8. 겨울철에도 런닝 팬티 차림으로 얇은 이불을 대강 덮고 잔다.
9. 땀이 많다.
10. 물을 많이 마신다.
11. 음식은 안 가리고 많이 잘 먹는다.
12. 많은 식사량에 비해 화장실은 적게 간다.

■ **참고**

13. 성격이 급하다.
14. 배가 나왔다.
15. 성악을 공부하러 서울 유학을 가 있다.

■ **변증**

목 앞의 갑상선 부위와 목 옆에서 나는 작은 혹처럼 돋아나는 것을 스트레스를 받거나 정신적 충격을 받은 뒤 목에서 흔히 생기는 물혹처럼 물렁한 혹 형태인 영류라 볼 수 있어서 일단 영류(瘿瘤)라 의심하였다.

스트레스를 받으면 근육이 엷은 목 부위나 부드러운 유방부위에는 근수축의 형태로 이러한 멍우리가 혹처럼 생기는 수가 있는데 이를 영류(瘿瘤)라 부르기 때문이다.

마침 이 학생 역시 학업으로 스트레스를 많이 받는다고 하고 신경질이 많다고 하는 점을 참고해보면 스트레스로 인한 영류일 가능성이 매우 높았기 때문이다.

### ■ 치법

정신적 스트레스로 인해 발생한 영류라 할지라도 체열이 정도나 건실도의 정도에 따라서 치법과 처방이 다를 수 있다.

이는 병인은 같아도 생리의 정도에 따라 병리도 달라질 수 있기 때문에 치법과 처방이 다르기 때문이다.

정신적 스트레스로 발생되었다고 추정하는

영류(癭瘤)에 사용 할 수 있는 처방으로는 하고초산 십육미유기음 치자청간탕 등이 있다.

같은 원인으로 생긴 영류(癭瘤)라 할지라도 연약하면 하고초산을 많이 쓰고.

보통이면 십육미유기음을.

열실하면 치자청간탕을 쓸수 있기 때문이다.

### ■ 처방구상

이 학생의 경우는 평소 열이 많고 선풍기 에어컨 바람을 좋아하는 것을 보거나 얼굴이 붉은 것을 보면 열이 많은 열실자로 볼 수가 있어서

열실자나 다열자의 스트레스로 인한 영류에도 사용하는 치자청간탕을 검토해 보았다.

### ■ 투약1

열실자나 다열자의 스트레스 과다로 온 영류나 나력으로 판단하고 건실한 열실자의 실증에 영류나 나력에 쓰는 치자청간탕을,

역시 같은 영류. 나력에도 사용하는 하고초산을 합방하여 20첩 한 제를 달여 주었다.

■ **경과1**

5일 뒤에 확인하니,

1. 한약 복용 뒤 신경질이 줄었다.
2. 이제는 낮잠을 안 자도 괜찮다.
3. 이전보다 피로가 덜 하다.
4. 머리가 덜 빠진다.

■ **투약2**

15일 뒤 학생의 외할머니가 수족번열과 면열로 한약을 지으러 와서 외손자 약을 한 제 더 부탁해서 전과 같은 치자청간탕 + 하고초산으로 20첩 한 제를 더 달여 주었다.

■ **경과 2-1**

11일 뒤에 병원에 가서 확인하니

1. 경부 임파선의 멍울 크기가 줄어들고,
2. 갑상선의 멍울이 조금 줄고,
3. 색이 옅어졌다며 큰 병원으로 가 보라고 했다.
4. 한약을 복용한 뒤부터 여전히 낮잠도 안 자고,
5. 신경질도 안 내고,
6. 활동적으로 잘 지내고 있다고 한다.
7. 두 번째 지어간 한약을 다 복용하고 나서 약 한 달 뒤에 병원에 갈 예정이라 한다.

■ **경과 2-2**

한 달 뒤에 병원에서 확인하니

1. 목의 혹이 크게 줄어들어서 적어져
2. 아주 조금 미세하게 있다며,
3. 더 이상 걱정을 안 해도 된다는 의사의 판정을 받았다.

■ **증상 2**

최근에 시험기간이 다가오니

1. 또 다시 늦잠을 자고,
2. 신경질을 내고,
3. 전정 부위에 탈모가 된다 .

■ **투약3**

증세가 먼저와 같은 원인인 스트레스로 인한 것이므로
이전과 같은 치자청간탕에 하고초산을 합방하여 한 제를 더 달여 주었다.

**※ 민족 의학 자산**
한약업사 고령자 채록사업
경남 김해시 주촌면
신천당 한약방
최효영 선생
2023.09.17. 입력 이종대

**투약내역**

방약합편 하통 138 치자청간탕+ 중통 156
하고초산 20첩 15일분 2회

**※치자청간탕**(3-148)

시호2돈. 치자 주초 목단피 각1돈3푼
적복령 천궁 적작약 당귀 우방자 각1돈 청피 감초구 각5푼 + 하고초 2돈

1. 동의보감>잡병8>제창>나력>치자청간탕

**※梔子淸肝湯 치자청간탕**

治肝膽火盛, 耳後頸項胸乳等處結核腫痛寒熱.

柴胡 二錢, 梔子(酒炒) · 牧丹皮 各一錢 三分, 赤茯苓· 川芎· 赤芍藥· 當歸· 牛蒡子 各一錢, 靑皮· 甘草(炙) 各五分.

右剉, 作一貼, 水煎服. [《入門》]

간담의 화가 성하여 귀 뒤 · 목 · 가슴 · 젖가슴에 멍울이 생겨 붓고 아프며, 한열이 있는 경우를 치료한다.

시호 2돈, 치자(술에 축여 볶는다) · 목단피 각 1.3돈, 적복령 · 천궁 · 적작약 · 당귀 · 우방자 각 1돈, 청피 · 감초(굽는다) 각 5푼.

이 약들을 썰어 1첩으로 하여 물에 달여 먹는다. [《입문》]

2. 동의보감>잡병8>제창>나력>하고초산

**※夏枯草散 하고초산**

大治瘰癧, 散結氣, 有補養厥陰血脈之功.

夏枯草末 六錢, 甘草末 一錢. 右和勻, 每二錢, 茶淸調下.

나력을 크게 치료하여 뭉친 기를 흩어준다. 궐음의 혈맥을 보양하는 효과가 있다.

하고초 가루 6돈과 감초가루 1돈을 고르게 섞어 2돈씩 찻물에 타서 먹는다.

又取一兩, 水煎服. 虛者多服益善, 兼服十全大補湯[方見虛門], 加香附· 遠志· 貝母. 治瘰癧馬刀退寒熱之聖藥也. [《入門》]

또, 1냥씩 물에 달여 먹는다. 허할 때는 많이 먹는 것이 좋고, 겸하여 십전대보탕[처방은 허로문에 나온다]에 향부자 · 원지 · 패모를 넣어 복용한다. 이것은 나력이나 마도창으로 인한 한열을 치료하는 성약이다 [《입문》]

제 5 장

# 임상 처방군

1. 가미귀비탕(1-098)+향소산(2-027)+삼선산(손익)
2. 귀비탕(1-066)+온담탕(2-094)+향부산(보감)+계지1돈
3. 관계부자이중탕(사상방) + 귀비탕(1-066)
4. 여곽탕(2-014: 곽향정기산+향유산)+연육
5. 십육미유기음(2-140) + 평진탕(2-071) → 청간해울탕(2-141)
6. 삼령백출산(1-025) + 청심연자탕(사상방)

임상처방

# 1. 가미귀비탕(1-098)+향소산(2-027)+삼선산(손익)

코로나 2차접종 후유증, 불면, 식부진, 기운없음, 피로, 족저통, 체중감소, 의욕상실

## 가미귀비탕(1-098)+향소산(2-027)+삼선산(손익)

최ㅇㅇ 남48세 소양인 회사중역

부산시 남구 용호동

### ■ 용모

여리여리하고 큰 키에 얼굴이 작고 바싹 마른 체형이다.

### ■ 과정

코로나 2차 접종 뒤부터 시름시름 아파서 꾸준하게 병원치료를 해왔다.

회사에 휴가를 내고도 회복이 안 되어 다시 병가도 내고 치료를 해도 증세가 더 악화되었다.

이후에 병원진단서 1개월을 내어 양약을 계속 복용해왔으나 병세는 더 심해졌다.

### ■ 주증상

코로나 2차접종 후부터 후유증인지

1. 극심한 식욕부진으로 하루 종일 밥을 3~4숟가락도 못 먹는다.
   1) 밥을 잘 못 먹자 체중이 13kg이나 빠졌다.
   2) 현재 키179cm에 체중이 45kg 나간다.
2. 극심한 불면증으로 하루1-2시간정도 밖에 못 잔다.
3. 족저통으로 발바닥이 찌릿하게 아프고 발이 꼬여서 걸음을 잘 못 걷는다.(보행 장애)

4. 기운이 없고(기허) 피로가 심하다.
5. 대변실금이 되어 성인용 기저귀를 착용하고 있다.

## ■ 부수증상

6. 우울, 정충, 불안, 초조하다.
7. 가슴이 답답하고 처지를 생각하니 눈물만 난다.
8. 사람과 어울림도 싫다.
9. 의욕상실로 자포자기한 상태다.

## ■ 참고증상

10. 4월 하순인 지금도 겨울 내의를 입고 지낸다.
11. 따뜻한 음료 음식이 좋다.
12. 물도 적게 마시고,
13. 땀도 거의 없다.
14. 먹은 게 없어서 일주일에 1회 정도 대변을 보고 대변을 지리기도 한다.

## ■ 참고

15. 회사의 높은 직위에 있으면서 오랫동안 스트레스를 많이 받고 마음고생을 많이 해왔다.

## ■ 변증

코로나 2차 예방접종 뒤부터 시름시름 아파왔던 것을 보면 예방접종 후유증으로 볼 수도 있다.

그러나 평소 회사 일로 스트레스를 많이 받고 마음고생을 많이 해왔다는 것을 보면 스트레스 과다로 허약해진 상태에서 다시 코로나 접종으로 생리충격이 가중되면서 전신기능이 급격히 떨어져서 오는 허증의 병리상태라 보았다.

■ **치법**

평소 회사일로 스트레스를 많이 받는 것이나 코로나 백신후유증을 보면 향소산 같은 행기제를, 그것도 오랫동안 스트레스가 지속되어 긴장-이완이 반복되면서 체력소모가 심해져 있다는 것을 보면 보기 · 강심하는 가미귀비탕 등 귀비탕 류를, 하루 종일 밥을 3-4숟가락도 못 먹는다는 것을 보면 소화력을 촉진시켜 식욕도 돋워 줄 수 있는 대화중음이나 삼선산 같은 소식제가 필요하다고 보았다.

■ **처방구상**

평소 회사일로 스트레스를 많이 받으면서 우울, 정충, 불안과 가슴답답 무기력에 격심한 불면증도 겸해진 것을 보면 가미귀비탕이나 향소산의 합방을, 코로나 접종 이후 식부진을 보면 소화기능을 증진시킬 수 있는 삼선산을 선방해야 할 것으로 보았다.

■ **투약**

그동안 극심한 불면 식부진 기허 피로에 사용하여 수차례 효과를 보아온 가미귀비탕 1.5배량에 산조인만 12g으로 증량하고, 만성 스트레스에 향소산의 향부자 12g과 소엽을, 세 가지 처방 합방으로 약량이 너무 많아 식부진에는 대화중음을 대신하여 삼선산만 합방한 뒤 한 제를 투약했다.

■ **경과 1**

2일 뒤 전화하니

1. 약복용 뒤부터 시도 때도 없이 잠이 오며
2. 음식을 먹고 싶은 생각이 난다는 것이다.

■ **경과 2**

8일 뒤 다시 확인하니

1. 이젠 식사도 잘하고,
2. 기운도 나고,
3. 피로도 현저하게 줄어들었다,
4. 잠도 하루 6~7시간 씩이나 잘 자고,
5. 족저통(찌릿찌릿 발바닥 통증)도 사라져 걷기 운동을 열심히 하고 있다고 한다.
6. 중요한 것은 이제 의욕이 생겼다는 것이다.
7. 머지 약을 마저 다 먹으면 다른 미진한 증상들도 회복이 가능할 것으로 보고 기대를 하고 있다.

**※ 민족 의학 자산**

한약업사 고령자 채록사업

경남 김해시 주촌면

신천당 한약방

최효영 선생

2022.04.21. 입력 이종대

### ⊕ 투약내역

방약합편 상통 98 가미귀비탕 1.5배량 산조인12g + 중통 17 향소산 향부자 12g + 의종손익 삼선산 각4g. 20첩 15일분 1회

**1. 동의보감>내경3>포:자궁>통혈치법> 가미귀비탕**

**※가미귀비탕 加味歸脾湯**

治肝脾怒鬱, 月經不通. 卽歸脾湯加柴胡 · 山梔仁 各一錢. 右剉, 水煎服之. [《良方》]

간비(肝脾)에 노기가 울체되어 월경이 나오지 않는 것을 치료한다.

귀비탕에 시호 · 치자인 각 1돈을 더한 것이다.

이 약들을 썰어 물에 달여 먹는다. [《양방》]

**2. 동의보감>잡병3>한>상한표증> 향소산**

**※향소산 香蘇散**

治四時傷寒, 頭痛身疼, 發熱惡寒, 及傷風 · 傷濕 · 傷寒, 時氣瘟疫.

香附子 · 紫蘇葉 各二錢, 蒼朮 一錢半, 陳皮 一錢, 甘草(炙) 五分. 右剉, 作一貼, 入薑 三片, 葱白 二莖, 水煎服. [《入門》]

사계절의 상한으로 머리가 아프고 몸이 쑤시며 발열과 오한이 있는 경우, 상풍 · 상습 · 상한, 유행성 온역 등을 치료한다.

향부자 · 자소엽 각 2돈, 창출 1.5돈, 진피 1돈, 감초(굽는다) 5푼.

이 약들을 썰어 1첩으로 하여 생강 3쪽, 총백 2줄기를 넣어 물에 달여 먹는다. [《입문》]

**3. 의종손익>소아>식체·구토>삼선산**

**※삼선산**

산사 신곡 맥아 각5푼

임상처방

## 2. 귀비탕(1-066)+온담탕(2-094)+향부산(보감)+계지1돈

생각많음(사려과다), 집중력저하, 천면, 다몽, 피로, 기허, 풍치통, 눈침침, 묽은변, 하지무력, 뒤꿈치 갈라짐

### 귀비탕(1-066)+온담탕(2-094)+향부산(보감)+계지1돈

보ㅇ 남 50세 소양인 스님

강원도 고성군 현내면

#### ■ 용모

얼굴이 희고 사각지며 건장한 체격에 골격이 굵은 중년의 스님이다.

#### ■ 과정

해병대 장교로 생활하다가 그만두고 스님이 된 분이다.

#### ■ 주증상

1. 잡생각이 꼬리에 꼬리를 문다. (사려과다)
   1) 특히 밤에 심해서 수면에 방해가 되며 이로 인해 피로가 가중된다.
2. 정신 집중이 잘 안된다.
3. 양쪽 어금니가 치솟아 아파서 저작하기가 불편하다.

#### ■ 부수증상

4. 피로하고 기운이 없다.
5. 하지 무력감이 있다.
6. 눈이 침침하다.
7. 양쪽 발뒤꿈치가 갈라져 있다.

■ **참고증상**

8. 추위를 탄다.
9. 가끔 도한이 있다.
10. 내의를 세탁하면 어느 한 부위만 누렇게(혈한) 물이 들어서 잘 안 씻어진다.
11. 수족과 몸은 따뜻하다.
12. 에어컨 선풍기 바람을 좋아한다.
13. 땀도 많고, 물도 많이 마신다
14. 음식은 냉물을 선호한다.
15. 소화력은 좋고. 식사도 잘한다.
16. 매일 1회 연변을 본다.
17. 잘 못자서 4시간 정도 자며 꿈이 많다. (꿈은 거의 기억을 한다)

■ **참고**

18. 경계 정충 불안 등 신경 증상은 없다.

■ **변증**

주호소는 잡생각과 정신집중이 안 되는 것이다. 이는 절제된 수양생활로 속세와의 인연을 끊기가 어려워 잡다한 생각이 머리에서 지워지지 않았기 때문이라고 추정해 본다.

사려과다가 지속되면 약한 긴장 뒤 이완으로 비위도 이완 · 무력이 되고 비위가 상하는 상비가 되면서 기가 울체가 된다.

기가 울체되면 혈액순환도 장애를 받게 되고 순환장애로 인해서 뇌기능의 저하로 인한 집중력저하 등 여러 질병과 증상들이 유발되는 것이다.

순환이 원활하지 않으면 식사를 잘한다고 해도 영양의 흡수가 잘 안될 수 있다.

그 결과 눈도 침침해지고 피로하고 풍치도 오고 발뒤꿈치 균열도 나타날 수 있을 것이라 생각했다.

## ■ 치법

사려과다는 일종의 가벼운 스트레스로 보고 심기를 편안하게 하면서 해울시키고 온담을 시키는 치법을 사용하면 신체가 정상화될 수 있을 것으로 판단했다.

## ■ 처방구상

에너지 발생 구조가 튼실해 보이는 건장한 소양인의 스트레스형 잡생각과 집중곤란, 천면 다몽에 귀비탕, 가미귀비탕, 온담탕, 가미온담탕, 천왕보심단 등이 생각이 났다.

우사(憂思) 노상심비(勞傷心脾)에 쓰는 귀비탕과 다몽(多夢)에 쓰는 온담탕을 선방하고

피로와 도한 혈한에 황기를 배량으로 하고 스트레스에 향부자, 추위 타는데 계지를 더하기로 했다.

## ■ 투약1

천면과 집중저하에 귀비탕을, 다몽에 온담탕을 더하고, 기허가 심하고 혈한에 황기 2돈으로 증량하고 스트레스에 보감의 향부산, 향부자 2돈을 더하고 추위·도한에 계지 1돈을 더해서 1.5배량으로 한 제 45p 15일분 120cc로 달여 주었다.

당장의 풍치통은 마침 달여 놓은 옥지산이 있어서 5팩을 주었다. 물론 연약자의 경우에는 귀비탕으로도 풍치통이 치료가 되긴 한다.

## ■ 경과1

3일 뒤에 전화를 하니

1. 옥지산 1봉을 입안에서 울렁질하고 삼키고 나니 솟았던 어금니가 주저앉았다.
2. 2봉을 복용하니 아픈 이가 편해지고
3. 다 나았으나 예방차원에서 3봉 째 약을 복용했다.

5봉 중 나머지 2봉은 냉장고에 보관중이다.

4. 귀비온담탕 복용 뒤 피로와 기허가 덜하다.
5. 눈이 침침한 것도 덜해졌다.
6. 꿈도 없어지고 전보다 잠을 깊이 잤다.

■ **투약2**

제주도에 일이 있어서 제주도로 택배를 부탁하면서 귀비온담탕은 아직 5일 분이 남아있는데 이번에는 뼈를 튼튼히 하는 약재를 원해서 먼저와 같은 처방에 홍화자 1돈을 더해서 1.5배량으로 한 제를 더 달여 보냈다.

■ **경과2**

2제를 복용하고 나니
1. 잠을 잘 잔다.
2. 꿈은 아직도 조금 꾼다.
3. 피로, 기허가 많이 개선되어 못 느낀다.
4. 눈의 침침함이 없어졌다.
5. 묽은 대변이 아닌 정상적인 대변을 본다.
6. 하지 무력이 없어졌다.
7. 갈라진 발뒤꿈치가 좀 부드러워졌다.
8. 잡생각이 줄어들었다.
9. 이제는 잘 안되던 정신집중이 잘 된다.

**※ 민족 의학 자산**
한약업사 고령자 채록사업
경남 김해시 주촌면
신천당 한약방
최효영 선생
2023.09.01. 김귀선 이종대

**투약내역**

1. 방약합편 하통 122 옥지산 3봉 함수 뒤 복용
2. 방약합편 상통 66 귀비탕+ 중통 94 온담탕 20첩 10일분 2회

※옥지산 玉地散

治風蠱牙痛 動搖潰爛 或變成骨槽風 出膿血 骨露 ㅇ水煎 熱漱 冷吐

지골피 백지 세신 방풍 승마 천궁 당귀 괴화 고본 감초 各一錢 생강三片 흑두百粒

※귀비탕 歸脾湯(1-066)

*치 우사 노상심비 건망 정충.

당귀 용안육 산조인 초 원지 인삼 황기 백출 복신 각 1돈 목향 5푼 감초 3푼. 생강5편 조2매

※온담탕 溫膽湯(2-094)

*치 심담허겁. 몽매불상 허번불면

반하. 진피 백복령 지실 각2돈 죽여 1돈 감초5푼 생강5편 조 2매.

임상처방

# 3. 관계부자이중탕(사상방)+ 귀비탕(1-066)

우울증, 불안, 호흡곤란, 목앞물혹, 피로, 기핍, 전신냉, 식욕부진, 천면, 체중감소

## 관계부자이중탕(사상방) + 귀비탕(1-066)

최OO 남 70세 소음인 한약업사 173cm/58kg
경남 김해시 주촌면

### ■ 과정

2009년 7월 말 홍수가 있을 때 낙동강 강물이 불어서 마을로 쏠려 들어왔다. 김해 시에서는 주촌면의 피해가 가장 심했다. 온 동네가 물에 잠기면서 살림살이와 한약재를 모두 버리게 되는 많은 피해를 보면서 큰 충격을 받았다. 이후 5~6년 동안은 이를 복구하느라 마음고생을 많이 하다가 점차 심한 우울증이 생겼다.

괜히 불안하고 죽을 것 같고 숨도 잘 못 쉴 때가 잦아들면서 우울이 심할 때마다 귀비탕을 1제씩 먹으면 우울하고 잠이 안 오고 불안한 것이 덜했다. 그러나 귀비탕도 처음엔 효과가 있는 듯하다가 나중엔 며칠 지나면 처음과 같은 증상이 다시 나타났다.

### ■ 주증상

1. 수해를 겪은 이후부터 우울하고 늘 불안하다.
   1) 죽을 것 같고 숨도 잘 못 쉴 것 같다.
   2) 새벽에 잠이 깰 때는 불안해서 피곤하더라도 차라리 밖에 나가서 바람을 쐬는 것이 낫다.
   3) 혼자 있을 때는 허무한 느낌이 들고, 의미가 없고, 왜 사는가 싶은 생각이 든다.

4) 수해가 나기 이전부터 약간의 우울증은 있었다.

2. 늘 피곤하고 기운도 없다.

3. 스트레스를 많이 받아 식욕이 없고 소화가 안 된다.

1) 김밥 1조각도 먹기가 힘들었다. 하루 3끼를 모두 1순갈 정도 억지로 먹었다.

2) 전혀 안 먹으면 나중에는 허기가 져서 억지로 1순갈을 먹는 편이다.

## ■ 부수증상

4. 이때부터 목 앞 부위의 갑상선이 부어 튀어나와 있었다.

1) 김해의 복음병원에서 건강검진 때 초음파를 하니 의사는 물혹이라고 했다.

2) 의사는 약을 권했으나 나는 한약방을 하니 한약으로 고치겠다고 거절하였다.

5. 수해를 겪은 이후로 목이 잠겼다.

6. 그때부터 5~6년 동안 58-9kg이던 체중이 52kg로 7kg이나 빠졌다.

## ■ 참고증상

7. 추위와 더위 모두 많이 타지만 차라리 더운 것이 낫다.

8. 몸은 항상 찬 편이다.

9. 물은 거의 마시지 않고, 마시려고 해도 큰 컵 1컵을 마시지 못한다.

10. 대변은 항상 무르게 보고, 굳은 변을 본 적이 거의 없다.

11. 잠은 항상 옅은 잠을 잔다.

## ■ 참고

12. 어릴 때부터 귀에 동상을 앓았다.

13. 성인이 되어서는 괜찮다가 60대부터 다시 귀에 동상이 나타났다.

1) 영하로 내려가면 귀마개를 꼭 해야 한다.

14. 우울증으로 귀비탕 5-6제 복용했다. 복용 당시만 약간 나아지다가 원상태로 돌아오곤 했다.

15. 이전에 여름이면 기운이 없고 피로하고 밥맛이 없고 소화가 안 될 때는 그때마다 보중익기탕을 복용하고 효력을 보곤 하였다.

## ■ 처방을 묻다

어떤 처방을 써야 이병이 나을까 고심을 하다가 임상을 하면서 늘 보고 있는 '새로보는 방약합편'의 저자이신 이종대 선생님 생각이 났다. 그래서 전화로 나의 병증을 말하자, 우울증이 언제부터 생겼느냐 에서부터

'우울, 불안과 관계도 없어 보이는 추위를 타느냐?', '물은 어느 정도 마시냐?', '대변 상태는 어떠냐?' 등을 자세히도 물어왔다. 다음은 선생님께서 설명해주신 내용을 재구성한 변증의 내용이다.

## ■ 변증

주호소는 불안, 우울증, 호흡곤란, 갑상선 물혹, 피로, 기핍이다.

추위를 많이 타고 몸이 찬 것은 물론 전신이 양허(陽虛)의 기반에서 나타나 있다.

물을 거의 마시지 않는 것은 양허로 인해 수분이 필요하지 않다는 것을 말해 주고, 소화불량이나 얕은 잠을 잔다거나 묽은 변을 보는 것은 모두 양허로 인해 소화기를 비롯한 전신기능이 약해지면서 나타나는 기허+양허의 증상으로 볼 수 있다.

여기에 홍수의 놀람으로 인한 충격이 순환계에 영향을 미쳐 심장기능이 저하되면서 불안하고 우울증이 심화되었다고 볼 수 있다.

기허+양허는 소화계에 영향을 미치면서 식욕부진, 소화불량의 증상이 나타나게 되며 식욕부진, 소화불량으로 제대로 먹지 못하자 체중이 빠졌을 것이라 보았다.

## ■ 치법

평소부터 몸이 차고 동상에 잘 걸리고 묽은 대변을 보는 것을 보면 양허(陽虛)가 분명하므로 체열이 많이 떨어져 있는 증상들을 해결하기 위해 보기 온열시키는 치법을,

불안 천면 우울 등이 저하된 심장기능으로 나타난 것이므로 이를 보강하기 위해 보기 · 강심의 치법도 함께 고려하였다.

■ 처방구상

생리상태를 보면 추위를 많이 타고 몸이 차며 연변이 보는 것에 보기 · 온열시키는 부자이중탕을, 허냉한 소음인의 체질을 고려해 부자이중탕에 보기 · 온열을 더 보강한 관계부자이중탕이 더 적합하다고 보았다.

또한 불안감, 우울증, 천면에 대해 전형적인 소음인이므로 담음이 있는 심허에 사용하는 온담탕류 처방보다는 심박출력을 강화하고 말초혈관의 신축력을 높이며 보기 · 안심 · 강심의 기능이 있는 귀비탕이 더 적합해 보였다.

■ 투약 1

소음인의 불안, 우울증, 천면 등에 귀비탕 배량에, 몸이 차고 귀에 동상이 잘 걸리고 묽은 대변을 보면 허냉 상태가 분명하므로 관계부자이중탕을, 이 두 처방을 합방한 귀비탕 배량 + 관계부자이중탕으로 20첩을 지어 10일분으로 복용하였다.

■ 경과1-1

약을 3~4일 복용 후

1. 불안하고 우울하던 마음이 점차 안정되었다.
2. 이전보다 잠도 잘 오게 되었다.
3. 목이 잠기는 것이 덜한 것 같다.

■ 경과1-2

1제를 모두 복용 후

1. 우울하고 불안한 증상이 거의 사라졌다.
2. 죽을 것 같고 숨도 잘 못 쉴 것 같은 느낌도 사라졌다.
3. 몸이 찬 것이 나아져 확실히 덜 찼다.
4. 귀는 만지면 차지만 전보다는 덜 차다.
5. 식욕이 생긴다. 소화도 조금 나아졌다.
6. 대변은 여전히 무르게 본다.
7. 체중이 52kg에서 다시 조금 더 늘었다.

■ **투약 2**

증상은 호전되었으나 아직은 체열이 부족하다고 보고 연이어 먼저와 같은 귀비탕 배량 + 관계부자이중탕으로 20첩을 지어 10일분으로 복용하였다.

■ **경과 2**

1. 갑상선이 부어있는 것이 반으로 줄어들었다.
2. 피로한 것도 줄어들고
3. 기운이 없는 것도 많이 나아졌다.

■ **투약 3**

효과가 있으므로 먼저와 같은 약으로 1제를 더 지어먹었다.

■ **경과3**

1. 이번에는 묽은 변이었던 대변이 떡가래 형태를 갖추었고,
2. 그동안 항상 녹색이었던 대변이 황색 변으로 바꾸어져 있었다.
3. 갑상선 부위의 물혹도 완전히 사라져 이전처럼 정상으로 돌아왔다.
4. 피로한 것도 잘 못 느끼는 때가 많아졌다.
5. 기운이 없이 처지는 것도 완전히 사라졌다.
6. 체중도 52kg에서 59kg으로 7kg이 더 늘었다.
7. 무엇보다도 죽고 싶고 모든 일이 의미가 없었던 우울증이 완전히 사라졌다.
8. 나은 지 2년이 지난 지금까지 우울증이나 불안은 다시 나타나지 않았다. 아울러 갑상선 물혹도 재발이 없었고 대변도 여전히 정상 변으로 나오고 있다. 가끔 소화가 안 될 때는 있어도 전처럼 기운이 없어 처지거나 피로하지는 않다.
9. 지금은 노년건강을 위해 이 선생님의 권유대로 연령고본단을 먹기 시작했다.

■ **후기**

왠지 모르게 불안하고 모든 것이 다 싫고 귀찮던 우울증이 왔을 때 많은 처방들을 찾아보고 생각해 보았지만 관계부자이중탕은 생각해보지 못했다.

귀비탕 + 관계부자이중탕을 먹고 나은 것을 보면 그냥 지나칠 수도 있는 체열을 포함한 몸의 생리가 매우 중요하다는 것을 알 수 있고, 결코 놓쳐서는 안 될 부분이라는 생각이 든다.

필자는 예전부터 이종대선생의 저술인 "감기의 한약치료" 와 "한방임상비방집" "새로보는 방약합편" "고령자채록집" 등을 봐 왔다. 책이 쉽고 자세한 내용으로 되어있어서 틈틈이 봐왔으나 이렇게 직접 나의 고충을 해결해 줄 것이라고는 생각하지도 못했다. 앞으로는 보잘 것 없는 적은 경험이겠지만 가끔은 회원들에게 나의 경험도 나누는 함께하는 회원이 되길 꿈꾸어본다.

※ 민족 의학 자산
한약업사 고령자 채록사업
경남 김해시 주촌면
신천당 한약방
최효영 선생
2021.12.30. 입력 이종대

**투약내역**

동의수세보원 소음인편 관계부자이중탕 + 방약합편 상통 66 귀비탕 배량 20첩 10일분 3회

**1. 관계부자이중탕**

인삼(人參) 12g, 백출(白朮) · 포건강(炮乾薑) · 육계(肉桂)각 8g, 백작약(白芍藥) · 진피(陳皮) · 자감초(炙甘草) 각4g, 포부자(炮附子) 4~8g.

[《동의수세보원(東醫壽世保元)》]

소음인(少陰人)이 기침을 하는 데, 소화되지 않은 변을 설사하며 배가 불러오르고 입이 마르며 팔다리가 찬 데, 음성격양증(陰盛格陽證)으로 가슴이 답답하고 메스꺼우며 의식이 혼미한 데 쓴다.

위의 약을 1첩으로 하여 물에 달여서 한 번에 먹는다.

2. 동의보감>내경1>신神>건망>귀비탕

※귀비탕 歸脾湯

治憂思勞傷心脾, 健忘怔忡.

當歸· 龍眼肉· 酸棗仁(炒) · 遠志(製) · 人參· 黃芪· 白朮· 茯神 各一錢, 木香 五分, 甘草 三分.

右剉, 作一貼, 薑 五片, 棗 二枚, 水煎服. 《入門》

근심과 생각으로 심비(心脾)를 상하여 건망과 정충이 있는 것을 치료한다.

당귀 · 용안육 · 산조인(볶은 것) · 원지 (법제한 것) · 인삼 · 황기 · 백출 · 복신 각 1돈, 목향 5푼, 감초 3푼.

이 약들을 썰어 1첩으로 하여 생강 5쪽, 대추 2개와 함께 물에 달여 먹는다. 《입문》

3. ※동의보감>내경1>정精>보정약이>연령고본단

연령고본단 延齡固本丹(증보)

治 諸虛百損, 中年陽事不擧, 未至五十, 鬚髮先白. 服至半月, 陽事雄壯, 至一月, 顏如童子, 目視十里, 服至三月, 白髮還黑, 久服神氣不衰, 身體輕健, 可升仙位

兎絲子 酒製, 肉蓯蓉 酒洗 各四兩, 天門冬, 麥門冬, 生地黃, 熟地黃 並酒製, 山藥, 牛膝 酒洗, 杜冲 薑汁炒, 巴戟 酒浸去心, 枸杞子, 山茱萸 酒蒸去核, 白茯苓, 五味子, 人蔘, 木香, 柏子仁 各二兩, 覆盆子, 車前子, 地骨皮 各一兩半, 石菖蒲, 川椒, 遠志, 甘草 水浸薑汁炒, 澤瀉 各一兩

임상처방

# 4. 여곽탕(2-014: 곽향정기산+향유산)+연육

단독, 귀 뒤 발적, 통증

## 여곽탕(2-014: 곽향정기산+향유산)+연육

서○○ 여 66세 태음인 160cm/65-70kg

부산시 대연동

### ■ 용모

성품이 온화하고 느긋하고 살이 찐 태음인이다.

### ■ 과정

그때가 2007년 8월이었다. 집사람(최효영 선생님의 아내)의 친구라며 전화가 왔다. 왼쪽 귀 뒤에 소스라니 뭐가 나서 병원에 갔더니 단독이라고 한다. 일주일간 병원 치료를 받고서 심한 증상들은 괜찮아졌으나 아직 찌릿하고 쑤시는 건 남아있다며 한약으로 치료가 되는지 물어왔다.

### ■ 주증상

1. 단독
   1) 왼쪽 귀 뒤에 소스라니 났다.
   2) 병원에 가니 단독이라고 했다.
   3) 일주일간 병원 치료를 받으니 되게 심하게 아픈 증상은 괜찮아졌지만, 쑤시고 찌릿한 증상은 남아있다.
   4) 일주일 뒤 본 한약방에 전화를 하여 아직 계속 아픈데 한약으로 치료가 되느냐고 물어왔다.

■ **참고증상**

2. 음식은 육류 좋아하고,
3. 평소 눕기 좋아하고,
4. 평소 잠도 쉽게 든다.

■ **변증**

단독은 전염성 피부질환이고 병원치료 뒤에도 귀 뒤의 쑤시고 찌릿한 증상은 남아있다고 함으로 염증의 잔여증상이라 생각했다.

■ **치법**

단독으로 진단을 받았고 아직은 완전히 나은 것이 아니어서 일반적인 피부염에도 사용하는 탁리소독음을 생각하였었다.

■ **처방구상**

탁리소독음을 쓸까하다가 아버지께서 생전 단독 환자에게 썼던 곽향정기산이 떠올랐다. 그래서 아버지의 가감법대로 곽향정기산에 감초를 빼고 연자육을 2돈 넣었다.

■ **투약1**

다만 당시가 8월이라 되게 더울 때라 여름철이라는 덥고 습하기 쉬운 기후조건을 고려하여 여름의 증상에 합방하여 사용하는 향유산인 향유와 백편두를 넣어 여곽탕을 짓기로 하고 여곽탕(곽향정기산+향유산 加연자육2돈 減감초) 20첩을 1.5배량으로 하여 지어주었다.

필자는 환자가 약을 가져간 후 5~7일 사이에 전화를 꼭 해 본다.

사상방인 체질약의 경우는 안 맞으면 난리가 나니까 3~4일 정도 지나면 전화를 한다.

■ **경과1**

일주일쯤 있다가 이 여성 환자에게 전화를 걸어 귀 뒤 아픈 것이 어떠냐고 물어보았다.

1. 이전처럼 귀 뒤가 아픈 것이 선연히 아프지 않다. 통증이 70~80% 소실되었다.
2. "그러면 약이 잘 맞으니 다 복용하라"하고 나머지 1제 복용을 완료했다.
3. 이후 소식이 뜸했다가 3년 뒤 전화가 왔다. 먼저 약을 먹고는 아픈 것이 깨끗이 없어져 지금까지 다시 아프지 않았다고 한다.
4. 이번에는 갑자기 다리에 힘이 빠진다면서 전화를 했다는 것이다.

※ **민족 의학 자산**
한약업사 고령자 채록사업
경남 김해시 주촌면
신천당 한약방
최효영 선생
2023.05.25. 김동관 김귀선 이종대

**투약내역**

방약합편 중통 14 藿香正氣散 본방 + 향유산(향유2돈 백편두1돈)=여곽탕+ 연육 2돈 20첩 1회

**※곽향정기산**

藿香 一錢半 蘇葉 一錢 白芷 大腹皮 白茯苓 厚朴 白朮 陳皮 半夏(製) 桔梗 甘草(炙) 各五分 薑三片 棗二枚

治傷寒陰症 與身痛 不分表裏 以此導引經絡 不致變動

상한음증과 몸이 아픈데 표증인지 이증인지 구분하기 어려울 때 쓰는데 이 약으로 인경하여 다른 증이 생기지 않게 한다.

【活套】

○加 南星 木香 名[星香正氣散] 凡中氣中風痰厥食厥幷先用此一二貼以正其氣後隨症治之

○茯苓厚朴陳皮半夏 幷作一錢甚妙

○暑 加 香薷二錢 白扁豆一錢 名[茹藿湯]

더위먹은 데는 향유 2돈, 백편두 1돈을 가하며 여곽탕이라 부른다.

○食傷挾滯 加 山査肉 神麯 檳榔 枳實 砂仁

○外感 加 乾葛 便香附 羌活 頭痛 加 川芎 肢節痛 加 木瓜 惡寒 加 桂枝

○子懸及臨產 加 砂仁 亦好

○浮腫 合 四笭散 名 [藿苓湯] 氣喘 加 蘇梗 亦可

**※동의보감-잡병2-서병-서병일체-향유산**

**※香薷散 향유산**

治傷中一切暑病, 或霍亂吐瀉, 或昏塞欲絶.

香薷 三錢, 厚朴· 白扁豆 各一錢半. 右剉, 作一貼, 入酒少許, 水煎. 去滓, 沈冷服之. [《局方》]

상서, 중서 등 모든 서병으로 토사곽란이 있거나 정신이 혼미하여 기절하려는 경우를 치료한다.

향유 3돈, 후박 · 백편두 각 1.5돈. 이 약들을 썰어 1첩으로 하여 약간의 술을 넣어 물에 달인다. 찌꺼기를 제거한 후 찬물에 담갔다가 먹는다. [《국방》]

임상처방

# 5. 십육미유기음(2-140) 합 평진탕(2-071) → 청간해울탕(2-141)

십육미유기음(2-140) 合 평진탕(2-071): 피로, 기운없음, 천면, 한숨, 식체빈번, 우울감, 불안, 소화불량, 손발참, 몸참, 찬음식 회피
청간해울탕(2-141): 유방석회

## 십육미유기음(2-140) 합 평진탕(2-071) → 청간해울탕(2-141)

김ㅇㅇ 여69세 태음인 식당업

경상남도 양산시 평산동

### ■ 용모

둥근 형의 얼굴에 항상 웃음을 띠며 말하는 여성이다,

### ■ 과정

옛날에 유즙이 분비되어 면회탕 가미방으로 치료한 적이 있는 여성이다,

### ■ 주증상

1. 유방에 작은 석회가 있다,
   1) 12년 전 흉부 x-ray 촬영 중에 유방에 석회가 있는 것을 발견하고는 유방석회가 치료될 수 있는지 문의해왔다.
   2) 매년 검사를 받아오고 있는데 더 이상 석회가 크지는 않는다고 한다.

### ■ 부수증상

2. 스트레스를 많이 받는다.
   1) 5년 전부터 치매를 앓고 있는 시누이의 병수발을 해온 탓에 스트레스가 많고,
   2) 가슴이 답답하고, 우울하다.
   3) 잦은 한숨을 쉰다.

3 피로-기운 없다.

1) 식당 일과 시누이 수발에 과로가 되어 항상 피로하고 기운이 없다.

2) 시누이를 당분간 요양 보호시설에 보내려 했으나 여건이 안 되어 지금도 돌보고 있다.

■ **참고증상**

4. 추위를 탄다.
5. 몸이 찼었는데 한약을 복용한 뒤로 많이 따뜻해졌다.
6. 소화기가 약해 잘 체한다,
7. 항상 변비기가 있다, 요즘은 매일 본다.
8. 밤에 많이 뒤척인다. (숙면이 안 됨)

■ **참고**

9. 콜레스테롤. 수치가 높다,
10. 잡생각을 많이 한다.

■ **변증**

잡다한 생각을 많이 하는 태음인 체질이고 치매를 앓는 시누이의 병수발과 식당 운영으로 심신의 과로와 스트레스 과다가 겹치면서 기혈이 응체되어 유방에 멍울이 생긴 후 섬유화·석회화로 진행되어 유방석회가 생성된 것이라 추정해본다,

■ **치법**

울체된 스트레스를 해소하고 심신을 안정한다면 자연스레 기울이 점차 감소하면서 긴장이 풀리고 유방멍울이 진행된 단계인 유방석회가 해소가 될 것이라 판단을 했다.

즉 기울로 긴장〉유방멍울〉섬유화〉석회화 로 진행된 것으로 판단하였기에 기울로 인한 유방결핵인 유방멍울에 사용하는 치법을 사용하기로 하였다.

## ■ 처방구상

유방 멍울에는 하고초산, 십육미유기음, 지패산, 청간해울탕, 치자청간탕등 (새로보는방약합편-이종대저 참조) 을 사용한다.

허약으로 온 경우에는 하고초산을 사용하나 매우 허약한 편은 아니어서 제외하였다.

몸이 찬 편이라 치자청간탕과 청간해울탕은 제외하였고 지패산은 산후 젖이 안나와 발생하는 젖몸살형 멍울에 사용하는 처방이라 제외하니 스트레스 해소에 도움이 되는 십육미유기음이 남아서 십육미유기음을 선방했다,

## ■ 투약

스트레스와 과로가 겹쳐서 나타난 유방결핵이 진행되어 형성된 석회화로 보고 기울성 유방멍울에 십육미유기음을, 소화기가 약해 잘 체한다고 하므로 평진탕을 합방한 십육미유기음+평진탕 1.5배량으로 한 제를 달여 주었다,

## ■ 경과1

약 복용 뒤

1. 피로와 기운 없는 증상이 격감되었다,
2. 잠을 잘 잔다,
3. 한숨이 많이 줄었다,
4. 잦던 식체도 많이 줄었다,

## ■ 투약2

1달쯤 뒤. 먼저와 같은 약을 요청하여

먼저처럼 십육미유기음+평진탕 1,5배량으로 한 제를 더 지어서 달여 주었다,

■ **경과2**

이번 약을 복용한 뒤에는

1. 우울감도 사라지고,

2. 마음이 많이 편해졌다.

3. 소화도 잘되며,

4. 손발과 몸이 많이 따뜻해졌다.

5. 이제는 가끔 시원한 것이 당길 때가 있다.

■ **투약3**

약을 2번 복용한 뒤 피로도 없어지고 기운도 나며 시원한 것이 당길 때가 있다는 것을 보면 체력도 어느 정도 회복되었다고 보고 이번에는 십육미유기음보다 약간 더 실증에 쓰는 청간해울탕 본방으로 한 제를 지어서 달여 주었다,

■ **경과3**

청간해울탕을 전부 다 복용하고 한 달쯤 뒤에 병원에 가서 초음파로 확인하니

1. 유방에 있는 석회의 크기가 전보다도 조금 더 줄었다고 한다.

2. 담당 의사 말로는 더 이상 커지지 않고 줄었으니 문제되지 않을 것이라 하여 폐약하였다.

**※ 민족 의학 자산**

한약업사 고령자 채록사업

경남 김해시 주촌면

신천당 한약방

최효영 선생

2023.07.24. 입력 이종대

### 투약내역

1. 방약합편 중통 140 십육미유기음 + 중통 71 평진탕 20첩 10일분 2회
2. 방약합편 중통 141 청간해울탕 20첩 10일분 1회

1-1) 십육미유기음(2-140)

소엽 1돈반 인삼 황기 당귀. 각1돈
천궁 관계 후박 백지 방풍 오약 빈랑 백작약 지각 목향 감초 각5푼
길경3푼,
*치 기담 내암 영류등을 다스린다,

1-2) 평진탕(2-071)

창출 반하 각2돈. 후박 진피 적복령 각1돈2푼반. 감초7푼 생강 3편 조 2매,
*치 식학

2) 청간해울탕(2-141)

당귀 백출 각 1돈 패모 적복령 백작약
숙지황 산치자. 각 7푼. 인삼. 시호
목단피 진피 천궁 감초. 각5푼.

*치 간장울화 상혈 유방결핵.
간장의 울화로 혈을 상하여 유방에
결핵이 생긴 증상을 다스린다.

임상처방

# 6. 삼령백출산(1-025)+청심연자탕(사상방)

만성 대변빈번(일2-4회), 과민성 대장염 진단, 피로, 기운없음, 식욕부진

## 삼령백출산(1-025) + 청심연자탕(사상방)

김ㅇㅇ 여 67세 태음인 상업

경남 창원시 마산합포구 진동면

### ■ 용모

보통 키에 얼굴이 가무잡잡하며 길고 마르지 않은 적당한 체격의 부인이다.

### ■ 과정

일요일. 아내와 같이 창원 진동에 미더덕을 사러 갔다. 미더덕을 사면서 주인 아주머니께서 우연히 몸이 아픈 이야기를 하는 것을 듣게 되었다.

아내가 우리 집은 김해에서 한약방을 한다고 하자 그럼 약을 좀 지어줄 수 있겠느냐고 한다. 대변빈번이라면 내가 고쳐줄 수도 있겠다는 생각이 들어서 알겠다고 한 것이 현실이 되어 약을 짓게 된 경우이다.

### ■ 주증상

주호소는

1. 오래된 대변빈번증이다.
   1) 오래전부터 하루 2-4회씩 배변을 한다.
   2) 병원에서는 과민성 대장염이라고 한다.
   3) 증상이 나타나면 병원처방의 양약을 복용하면서 지금까지 지내 왔다.
   4) 이전에 이질, 식중독, 만성설사 등을 앓은 적도 없다.
   5) 복명이 있다.

■ **부수증산**

2. 식욕부진이 있다.
3. 피로하고 기운이 없다.
4. 체중이 감소되었다.
5. 족번열도 있다.

■ **참고증상**

6. 더위를 탄다.
7. 물은 많이 마시고 땀은 적게 난다.
8. 소화에는 가끔 답답할 때가 있으나 큰 문제는 없다.
9. 밀가루 음식은 잘 체한다.

■ **참고**

10. 요청의 핵심은 병원의 처방약을 먹으면 대변빈번이 덜해지나 약이 끝나면 다시 나타나길 반복하니, 병원 처방약을 안 먹어도 대변빈번이 안 생기도록 해달라는 것이었다.

■ **변증**

특별한 병인이 될 만한 것도 없는데 대변을 자주 본다는 것은 대변을 담아두는 대장이 이완되면서 직장의 기능이 약해져서 오는 것이다.

이럴 경우 이완된 대장의 평활근을 수렴시켜 원래처럼 회복시켜 주면 될 것이다.

■ **치법**

대장기능을 수렴시켜 대변빈번을 줄이거나 막아줄 수 있는 치법은 원인에 따라 다르고 몸이나 비위의 허실에 따라서도 다르다.

이 부인이 평소 더위를 탄다거나 물은 많이 마신다는 것을 보면 기본 체력은 어느 정도 있다고 볼 수 있어서 이 경우의 대변빈번은 일시적인 체력 소모로 온 기허를 겸한 것으로 보고 사군자탕이 포함된 거습제로 치법의 방향을 정하였다.

■ **처방선정**

대변빈번에 많이 사용하는 처방으로는

전씨백출산, 삼령백출산, 장원탕, 팔미원, 오매환, 복원단 등 다수가 있다. (새로보는방약합편-이종대 저 참고)

이 경우는 식욕부진과 기허도 겸하고 있어서 그동안 만성화된 과민성 대장염으로 인한 대변빈번에 많은 효과를 보아온 삼령백출산으로 선방했다.

■ **투약**

원인불명의 대변빈번이나 장무력성 연변에도 사용하는 삼령백출산(1-025)에 식후 가끔 비만이 있으므로 거 의의인하고 활투대로 진피 백두구를 더해서 1.5배량으로 한 제를 달여 주었다.

■ **경과**

8일 뒤 확인하니 약을 복용 중인데

1. 매일 1회 배변으로 정상 변으로 돌아왔고,
2. 피로한 것도 많이 덜해지고,
3. 기운이 없는 것도 좋아져서 잘 못 느낀다.
4. 식욕부진도 없어져 밥도 잘 먹는다는 것이다.

■ **경과1-1**

다시 한 달쯤 뒤에 확인하니

1. 간혹 대변이 옅은 푸른색을 띤다고 한다.
2. 그러면서 한 제를 더 지어달라고 하였다.

■ **투약 2**

요청대로 이번에는 족번열이 겸해 있었다는 것을 확인하고는 전신과 대장 쪽에 혈류를 증가시켜 "대변빈번의 재발을 방지하고자" 태음인의 심허로 인한 전신허약에 많이 사용해 온 청심연자탕(사상방)으로 20첩을 지어서 달여 주었다.

■ **경과 2**

1년쯤 뒤 아들 약을 부탁해 왔을 때 확인하니

1. 그 뒤로 정상적으로 대변을 1번 보고 있고,
2. 1년이 지난 지금까지 한 번도 재발되지 않았다고 하였다.

**※ 민족 의학 자산**

한약업사 고령자 채록사업

경남 김해시 주촌면

신천당 한약방

최효영 선생

2022.11.22. 입력 이종대

**투약내역**

방약합편 상통 25 삼령백출산 20첩 10일분 1회

**※동의보감>잡병2>내상>내상조보>삼령백출산**

**※삼령백출산 參苓白朮散**

治內傷, 脾胃虛弱, 飮食不進, 或吐瀉. 凡大病後, 調助脾胃, 此藥極妙.

人參· 白朮· 白茯苓· 山藥· 甘草(炙) 各三錢, 薏苡仁· 蓮肉· 桔梗· 白扁豆· 縮砂 各一錢半. 右爲末, 每二錢, 棗湯點服.

내상으로 비위가 허약하여 음식을 잘 먹지 못하거나 토사가 있는 경우를 치료한다.

큰 병을 앓은 후 비위를 돕는 데는 이 약이 아주 묘한 효과가 있다.

인삼 · 백출 · 백복령 · 산약 · 감초(굽는다) 각 3돈, 의이인 · 연육 · 길경 · 백편두 · 사인 각 1.5돈.

이 약들을 가루내어 2돈씩 대추 달인 물에 타서 먹는다.

**2. 剉取一兩, 入薑三棗二, 水煎服亦可. [《入門》]**

이것을 썬 것 1냥에 생강 3쪽, 대추 2개를 넣어 물에 달여 먹어도 괜찮다. [《입문》]

**※동의수세보원>태음인>간수열이열병증> 청심연자탕**

**※청심연자탕 淸心蓮子湯**

치 허로 몽설 무도복통 설사 설권 중풍 식체 흉복통

태음인의 간과 폐에 열이 있는 증후인 간수열이열병증(肝受熱裡熱病症)에 쓴다 목동(目疼.) · 비건(鼻乾) · 두통 · 체통(體痛) · 정충(怔忡) · 불면 · 식욕부진 · 천식 · 해수(咳嗽) · 변비 · 구갈(口渴) · 흉복통(胸腹痛) · 협심증(狹心症) 등에 활용한다.

연육 산약 각2돈 천문동 맥문동 원지 석창포 산조인 용안육 백자인 황금 나복자 각 1돈 감국 3푼.

군약(君藥)인 연자육은 그 성(性)이 평무독(平無毒)하고 맛이 감삽(甘澁)하며 정신을 양(養)하고 중기(中氣)를 보(補)한다. 비허설사(脾虛泄瀉) · 몽설(夢泄) · 유정(遺精) · 요통(腰痛) · 불면 · 심계항진(亢進) · 붕루(崩漏) · 대하(帶下) 등을 없애는 효과가 있다.

제 6 장

# 임상심화 처방군

1. 사상 녹용대보탕(동의수세보원)
2. 저령차전자탕 → 형방지황탕
3. 황련청심음(2-080)
4. 청폐사간탕(사상방)
5. 청혈구풍탕(경험방)
6. 통규활혈탕(개착)
7. 활혈구풍탕(3-150)
8. 신선불로단(임상40년)
9. 도씨승양산화탕(2-028)
10. 면회탕(경험방)+ 작약감초탕(1-086)
11. 자신보원탕(1-095)
12. 양혈청화탕(변극)

임상심화처방

# 1. 사상 녹용대보탕(동의수세보원)

신냉(身冷), 수족냉증, 복냉, 관절통, 무릎통, 허리통

## 사상 녹용대보탕(동의수세보원)

이ㅇㅇ 여 54세 전업주부 태음성소음인

경남 진주시

### ■ 용모

빼싹 마른 체형이다.

### ■ 과정

진주에 거주하고 있는 질부의 지인으로 몸이 차갑다며 약을 짓고 싶다고 한다.

### ■ 주증상

1. 양허증 – 전신이 매우 차다.
   1) 손과 발이 몹시 차가워서 얼음장같고,
   2) 배가 차가워서 핫팩을 대지 않으면 잠을 잘 수가 없다.
   3) 방 온도를 항상 40도로 뜨끈하게 해서 땀을 좀 흘리면서 자야 잠을 잘 수 있다.
   4) 손발에 동상도 자주 걸린다.

### ■ 부수증상

2. 소화력이 약하고 잘 체한다.
3. 식욕이 없다.

4. 허리, 무릎 등 관절의 곳곳이 다 아프다.
5. 피로하다.

### ■ 참고

6. 추위를 몹시 타고 소화력도 약하기에 부자가 2돈이나 들어있는 부양조위탕으로 1제를 지어주었다. 그것을 먹고 추위 타는 증상이 많이 좋아졌다. 그래서 1제를 더 먹고 싶다고 하여서, 모두 2제를 먹고 더욱 많이 좋아졌다.
7. 그런데 계속해서 약을 먹기는 그렇다며, 비싸더라도 조금 더 한 번에 크게 효과 볼 수 있는 약이 없냐고 하기에 부담이 안 되면 녹용을 더하면 좋다고 환자에게 얘기했다.

### ■ 변증

환자가 녹용을 넣고 지어달라고 하여서, 동의수세보원의 녹용대보탕을 지어주었다.

### ■ 투약

녹용대보탕 2제반을 60팩으로 하여 하루 2번 먹으라고 하고 한 달치를 투여하였다.

### ■ 경과

1. 이번 약은 이전에 부양조위탕을 먹었을 때랑은 비교도 되지 않는다.
2. 몸에서 열이 후끈후끈 난다며 너무 좋아 죽겠다며 무슨 이런 약이 있냐며 물어본다.
3. 손도 발도 배도 따뜻해졌다.
4. 피곤도 완전 소실되었다.
5. 관절통증이 모두 소실되어서 무릎통증, 허리통증이 다 사라졌다. 몸이 아프지 않아서 너~무 좋다고 한다.
6. 체중이 증가하였다.

■ **투약2**

두 달 후에 이번에는 오미크론이 걸린 후 저번에 먹은 약이 좋다며 한 제 더 지어 달라고 한다.

오미크론 후유증으로 간간히 기침을 하고 가래도 조금 남아서 그렁그렁하기에 천문동 맥문동 등 기관지 약재도 포함되어있는 녹용대보탕을 한 제 더 지어줬다.

■ **경과2**

3일 후

1. 이번 약은 먹고 오히려 몸이 더 안 좋다.

2. 그래도 참고 먹으려고 했는데, 기침도 더 나고 가래도 더 끓고 몸도 오미크론 올 때처럼 아프다.

■ **투약3**

아직 오미크론 바이러스가 잔존 해있다고 판단하여서 당장 그 약을 끊고 새로 지어주겠다고 하였다.

오미크론으로 인한 기침, 가래증상에 쓸 수 있는 처방은 다양하지만 몸이 허냉하고, 소화력이 떨어지며, 몸도 차가운 사람이며 내상 외감에 다 쓸 수 있는 처방인 오적산을 20첩 투여하였다.

오적산에 소엽 1돈 향부자 2돈, 기관지 쪽을 치료하고 보강하기 위해서 행인 맥문동 오미자 패모를 각 한 돈씩 넣었다. 또 거사(去瀉)할 때는 마황을 빼기에 이번에도 마황을 빼고 처방하였다.

■ **경과3**

오적산을 10첩 복용 후 조금 낫다고 하고, 10첩을 더 복용하고는 오미크론으로 인한 기침 가래 증상이 완전 소실되었다.

**■ 투약4**

완전히 증상이 소실되었다고 보고 이제 중단했던 사상 녹용대보탕을 다시 복용하라고 하였다.

**■ 경과4**

이번에는 사상 녹용대보탕을 복용하여도 전혀 부작용이 없다.

**■ 참고**

보통 허증 감기나 허증 코로나 병으로 왔을 때 오적산을 자주 쓰며 이때 마황을 잘 빼고 쓰고, 비염이 있다든지 태음인 경향이 있다든지 땀을 흘리고 난 후 개운하고 기분이 좋은 사람에게만 마황을 넣어서 쓴다.

**※ 민족 의학 자산**

한약업사 고령자 채록사업

경남 김해시 주촌면

신천당 한약방

최효영 선생

2022.06.30. 김동관 이필한 김정희 이종대

**투약내역**

동의수세보원 태음인방 녹용대보탕 50첩 60일분 하루 2번 복용

**※녹용대보탕 鹿茸大補湯**

虛弱人 表症寒證多者 宜用 (태음인)

**※사상방 태음인 녹용대보탕**

鹿茸 2,3,4錢 麥門冬 薏苡仁 各1錢5分 山藥 天門冬 五味子 杏仁 麻黃 各1錢

사용된 박지우 선배의 녹용대보탕 처방은

녹용대보탕

녹용4~16g 산약8g 황금 갈근 연자육 맥문동 천문동 오미자 행인 승마 용안육 길경 나복자 석창포 죽여 각4g 해송자12g 加 의의인 건율 각12g 사삼 속단 황정 각4g 이었습니다.

**참고 ※ 후세방 방약합편 상통 30 녹용대보탕**

治虛勞 少氣 一切虛損

육종용 두충 各一錢 백작약 백출 부자(포) 인삼 육계 반하 석곡 오미자 各七分 녹용 황기 당귀 백복령 숙지황 各五分 감초 二分半 생강三片 조二枚

**※방약합편 중통 13 오적산+소엽1돈, 향부자2돈, 행인, 오미자, 패모, 맥문동 각1돈 -마황**

**※오적산 五積散**

治感傷風寒 頭身痛 四肢逆冷 胸腹作痛 嘔瀉 或傷生冷

○蒼朮 二錢 ○麻黃 陳皮 各一錢

○厚朴 桔梗 枳殼 當歸 乾薑 白芍藥 白茯苓 各八分

○川芎 白芷 半夏 桂皮 各七分

○甘草 六分 ○薑三片 蔥三本

임상심화처방

# 2. 저령차전자탕 → 형방지황탕

저령차전자탕: 임질(소변난, 배뇨 시 찌릿) / 형방지황탕: 설사 15년, 속쓰림

## 저령차전자탕 → 형방지황탕

최ㅇㅇ 여 55세 소양인

경남 창원시 성산구 남산동

### ■ 용모

자그마한 키에 피부가 희고 인사성이 밝은 여성이다.

### ■ 과정

친척의 소개로 내원, 설사를 자주 한지 15년이 되었다.

오래된 설사인데 한약으로 치료가 될 수 있느냐며 믿음이 가지 않는 눈치다.

한약을 한 제만 복용해 보면 나을 수 있는지 알 수 있다며 말해주었다.

### ■ 주증상

1. 오래된 설사이다. 하루에 1-4회를 한다.
    1) 병원에서는 과민성 대장염이라고 한다.
    2) 병원 처방약을 복용하면 며칠은 설사가 멈추고 잘 지낸다.
    3) 약기운이 떨어지면 또 설사가 재발되기를 수십 번 반복되었다.
    4) 오랜 설사로 체중도 감소되었다.
    5) 설사나 배변 때 복통은 없다.
2. 임질도 있다.
    1) 소변을 보면 시원하지 않다.
    2) 소변을 볼 때 요도가 찌릿 찌릿하다.
    3) 비뇨기과에서 임질이라는 진단을 받고 처방약을 복용했으나 여전하다.

## ■ 부수증상

3. 위염으로 속쓰림이 있다.
4. 당뇨가 있다.
5. 잘 놀란다.
6. 현훈증이 있다.

## ■ 참고증상

7. 추위를 많이 탄다.
8. 손발도 차다.
9. 따뜻한 음식을 좋아한다.
10. 물을 거의 안 마시고,
11. 땀도 잘 안 난다.
12. 식욕부진이 있다.
13. 소식한다.
14. 피로하고 기운이 없다.

## ■ 변증

매일 설사를 1-4번이나 한다. 그것도 15년이나 지속된 만성설사이다.

설사 때 복통이 없다는 것을 보면 습체형 설사로 볼 수 있다.

병원 처방약을 먹으면 며칠은 멈추었다가 다시 반복하여 나타나는 것을 보면 보다 근원적으로 접근해야 치료가 될 것으로 보인다.

## ■ 치법

하복부에 잉여수분인 습체가 형성되어 대장 부위에 습체가 스며들면 이처럼 만성 설사가 나타나기 쉽고, 요도방광 괄약근에 습체가 생기면 괄약근이 습체 · 이완이 되면서 요도가 느슨해지면서 벌어진 틈으로 대장균 등이 침입하면 이른바 오줌소태라는 요도방광염이 생겨 배뇨곤란이 생기거나 배뇨 시 찌릿찌릿하는 미세통증이 나타나는 것으로 볼 수 있다.

다만 설사증상이 반복되는 것을 보면 구조적 요인도 겸해 있다고 보고 재발을 반복하는 설사에 사용하는 처방들 중에서 습체형 설사로 보이므로 거습이뇨제 위주의 치법을 검토해보기로 하였다.

### ■ 처방구상

습체형 설사에 사용하는 처방으로는 위령탕, 곽령탕, 오령산, 시령탕, 삼백탕, 영계출감탕, 진무탕, 저령차전차탕 등이 있다. 먼저 소화기장애를 겸하고 있지는 않으므로 위령탕 곽령탕을 제외하였다. 설사를 하되 열성을 겸해있거나 입마름 등이 없으므로 오령산 시령탕을 제외하였다. 연약하지 않아 삼백탕을 제외하고 몸이 차지 않으므로 영계출감탕이나 진무탕을 제외하였다,

반복, 재발되는 습체형 만성 설사이므로 체질적 요인으로 보고 소양인의 망음병 신열설사나 습체형 설사에 사용하는 저령차전차탕을 선방하였다.

### ■ 투약

습체형 설사이면서 소양인의 오래된 설사와 임질에 수차례 효력을 보아온 저령차전자탕 한제 20첩을 달여 30p으로 하루2-3회 복용하도록 했다.

### ■ 경과1-1

복용한지 5일 뒤쯤에 확인하니

1. 대변은 하루에 1-2회 정상변 형태에 가깝게 본다.
2. 하지만 갈증이 난다.
3. 설사만 잡히면 갈증은 해소가 될 것이니, 계속 복용하기를 권유했다.

### ■ 경과1-2

다시 3일 뒤 확인하니,

1. 이제는 설사도 그치고,
2. 갈증도 사라졌다는 것이다.

### ■ 경과1-3

23일 뒤 다시 왔다.

1. 이제는 소변도 시원하고,
2. 배뇨 때 찌릿한 증상도 없어졌다.
3. 약을 중단하니 다시 하루 2-3회씩 설사가 난다는 것이다.

### ■ 투약2

저령차전자탕 복용 뒤 소변난과 찌릿한 임질 증상은 사라졌으나

이번에는 멈췄던 설사가 다시 나타난다 하므로 처방을 바꾸어 소양인의 심한 설사에도 사용하는 형방지황탕으로 20첩 110cc 30p로 달여 주었다.

### ■ 경과2

1년 뒤 발목 골절상으로 내원했다. 확인해보니

1. 형방지황탕을 먹고 반복된 설사가 완전히 나았으며
2. 속쓰림도 같이 나아서 완전히 정상으로 돌아왔다고 하였다.

**※ 민족 의학 자산**

한약업사 고령자 채록사업

경남 김해시 주촌면

신천당 한약방

최효영 선생

2023.02.09. 입력 이종대

**투약내역**

**1. 동의수세보원 소양인편 저령차전자탕 20첩 30봉 15일분 1회**

저령차전자탕 *치 망음병 신열설사

택사 적복령 각2돈 저령 차전자 각 1돈반 지모 석고 강활 독활 형개 방풍 각1돈.

**저령차전자탕**

설사, 복통, 황달, 요도염, 소변불리

(손가락으로 잡는 사상체질, 박지우님 저 참조).

**2. 동의수세보원 소양인편 형방지황탕 20첩 30봉 15일분 1회**

형방지황탕 *치 망음증 신한설사.

숙지황 산수유 복령 택사 각2돈 차전자 강활 독활 형개 방풍 각1돈

임상심화처방

# 3. 황련청심음(2-080)

심장빈박증, 빈맥, 가슴뛰, 가슴두근, 피로, 기허, 족냉감

## 황련청심음(2-080)

김ㅇㅇ 남 64세 태음인

경남 김해시 주촌면

### ■ 용모

작은 키에 얼굴이 긴 편이고 검은 피부 다부진 모습이다. 그러나 말씀은 자상하다.

### ■ 과정

지인의 소개로 심장 두근거림이 심해서 왔다는 분이다.

### ■ 주증상

1. 이혼을 한 뒤부터 가슴이 두근거리는 심장빈박증이 왔다.
2. 가슴이 뛰는 심장빈박증이 매우 심하다.
3. 심장의 두근거림이 심해서 병원에 가니 검사결과 심장은 아무 이상이 없다고 한다.
4. 병원에서 정신과로 이첩받아서 정신과 약을 복용을 하고 있으나 약의 기운이 떨어지면 이내 심장빈박증이 온다.
5. 정신과 약을 복용하고 있는데도 심장이 1분에 100회 이상 뛴다.
6. 흔히 심장 두근거림과 같이 잘 나타나는 불면 정충 불안 등의 다른 증상은 없다.

■ **부수증상**

7. 피로와 기운이 없는 것이 잦다.
8. 야뇨는 1~2회 간다.

■ **참고증상**

9. 몸에 열이 많았는데 지금은 줄었다.
10. 그래도 땀도 많고 더위를 타고 추위는 잘 견딘다.
11. 족냉감이 있다.
12. 식사도 잘 한다.
13. 커피를 많이 마시고 물은 적게 마신다. 그래도 수면과는 무관하다.
14. 잠은 잘 잔다.

■ **참고**

15. 옛날에 음주과다로 뇌출혈이 있었는데 뇌혈관이 터져서 귀 쪽으로 출혈이 되어 별다른 후유증 없이 병원에서 치료가 되었다고 한다.
16. 그 뒤로 술은 끊었다.
17. 담배는 피운다.

■ **변증**

주호소인 가슴이 두근거리는 정충증과 실제로 맥박이 많이 뛰는 심장빈박증이 이혼을 한 뒤부터 발생한 것을 보면, 이혼 전후로 많은 심리적 스트레스를 받아 이것이 원인이 되어 가슴이 두근거리고 심장빈박증이 오고 심장기능이 부조화되자 부정맥까지 동시에 온 것으로 보인다.

■ **치법**

가슴이 뛰거나 두근거리는 증상은 비교적 흔히 있고 병증이 가벼운 것이 많지만, 실제로 맥박이 1분에 100여회 이상 뛰는 빈맥을 보면 병증이 상당히 진행되어 있는 상태이며 심장기능이 항진된 실증의 빈맥으로 볼 수 있다.

검은 피부 다부진 모습의 사람에게 나타난 빈맥이라 심장기능이 항진된 실증의 빈맥에 중심을 두고 치법의 방향을 정하였다.

## ■ 처방선정

이혼 뒤 스트레스 과다로 발생한 심장빈박증에 쓸 수 있는 처방은 황련청심음, 청심연자음, 우황청심원, 가미온담탕, 가미귀비탕등등 다수가 있다.

가슴이 두근거리기만 하는 정충 증만 있다면 우황청심원이나 가미온담탕, 가미귀비탕, 청심연자탕, 교감단, 육울탕, 계지감초탕 등의 허실이 겹쳐진 처방으로도 회복이 되는 경우가 많다.

그러나 가슴이 뛰고 두근거릴 뿐 아니라 1분에 100여회 되는 빈맥도 나타나고 열실하며 튼실해 보이는 태음인의 심장빈박증이라, 이 경우는 심장기능이 항진되어 나타나는 실증의 빈맥이라 보고 사물안신탕이나 황련청심음이 잘 맞을 것 같았다. 이 경우엔 사물안신탕보다 약간 더 열실하고 건실한 사람에게 적합한 황련청심음을 선방했다.

## ■ 투약

주호소는 100회/분 뛰는 심장빈박증이며 열실하고 튼실해 보이는 태음인에게 나타난 실증의 심장빈박증이라 황련청심음(2-080) 각 1돈으로 하고, (인삼은 5푼으로) 반제(10첩)를 달여 120cc 15봉을 주었다.

## ■ 경과1

황련청심음 15봉 중 2봉을 복용하니

1. 심하게 뛰던 박동이 현저히 줄고,
2. 자주 오던 피로와 기허도 거의 없다.
3. 한약 복용 중에는 양약은 복용하지 않았다.
4. 한약이 이렇게 효과가 좋은 줄 몰랐다 한다.

■ **경과2**

5일 뒤 통화 때는

1. 심하게 가슴이 뛰는 것이 어쩌다 밤에 한 번씩 뛴다.
2. 대변이 쾌통해서 좋다.
3. 소변도 시원하게 본다.
4. 피로와 기운이 없는 것도 현저히 줄었다.
5. 족냉도 많이 개선되었다.
6. 부정맥은 확인하지 못했다.
7. 한약을 복용하고부터는 양약은 끊었다.

■ **투약2**

효과가 좋아지자 한 제를 더 요청해서 증상이 가벼워졌으므로 이번에는 태음인의 정충 증에 효과 좋은 사상방의 청심연자탕으로 한 제를 달여 주었다.

**※ 민족 의학 자산**
한약업사 고령자 채록사업
경남 김해시 주촌면
신천당 한약방
최효영 선생
2023.01.07. 입력 이종대

### ⊞ 투약내역

방약합편 중통 80 황련청심음 10첩 5일분 15봉 1회

※동의보감>내경1>정精>유정>황련청심음

※황련청심음 黃連淸心飮

治君火旣動, 而相火隨之, 而精泄.

黃連· 生地黃· 當歸· 甘草· 茯神· 酸棗仁· 遠志· 人參· 蓮肉 各等分. 右剉, 五錢, 水煎服. [《入門》]

군화가 이미 동(動)하고 상화가 따라 움직여 정이 새는 것을 치료한다. 황련 · 생지황 · 당귀 · 감초 · 복신 · 산조인 · 원지 · 인삼 · 연육 모두 같은 양.

이 약들을 썰어 5돈씩 물에 달여 먹는다. [《입문》]

※청심연자탕(동의수세보원)

연육 산약 각2돈 천문동 맥문동 원지 석창포 산조인 용안육 백자인 황금 나복자 각 1돈 감국 3푼.

* 치 허로 몽설무도 복통 설사

설권 중풍 식체 흉복통.

임상심화처방

# 4. 청폐사간탕(사상방)

소아 전신아토피, 심한변비, 비염, 코골이, 헛기침, 얼굴반쪽 붉음

## 청폐사간탕(사상방)

전○○ 남 11세 열성 태음인 초등학생

경남 김해시 외동

### ■ 용모

호리호리한 키에 열이 많은 태음인 초등생이다.

### ■ 주증상

1. 전신에 아토피가 심하다.
   1) 얼굴 부위만 제외하고 피부각질이 푸석푸석하게 나 있다.
   2) 가렵기도 하다.
   3) 병원에서 처방한 양약을 먹고 연고를 발라도 그때뿐이다.

### ■ 부수증상

3. 변비가 심해 4-5일에 한 번 힘들게 본다.
4. 비염이 있다.
5. 비염 때문인지 코골이도 심하다.
6. 헛기침을 자주 한다.
7. 얼굴이 좌측만 붉어진다. (화나거나, 더워서 열이 나면)

## ■ 참고 증상

8. 열이 많아서 겨울에도 반바지만 입고 지낸다.
9. 찬 것, 찬 음식만 찾는다.
10. 여름이 싫다. 선풍기를 끼고 산다.
11. 물은 보통으로 마시고 땀은 거의 안 난다.
12. 육식을 좋아한다.
13. 식사도 잘하고, 소화력도 좋다.
14. 산만하다.

## ■ 변증

열이 많아서 겨울에도 반바지만 입고 찬 것, 찬 음식만 찾는데도 땀은 거의 안 난다는 것을 보면, 체열은 많으나 열발산이 잘 되지 않자 피부의 모세혈관이 확장·충혈되면서 아토피가 심해졌다고 보았다.

또 하나는 변비가 심해 4-5일에 한 번 힘들게 본다는 것을 보면 변비로 인해 대변이 적체되면서 대장에 적체된 대변으로 인해 장 점막에 미세염증이 생기게 되고, 이로 인해 장 내의 암모니아 같은 유독성 물질이 수분과 영양물질과 함께 장관으로 흡수되면서 혈액의 염증요인을 증가시켜 이것이 아토피의 바탕이 되었다고 보았다.

## ■ 치법

따라서 일차적으로 변비를 해결하면서 동시에 피부 가까운 기육의 긴장을 풀어 줄 수 있는 해기도 할 수 있는 치법과 처방을 찾아보기로 하였다.

## ■ 처방구상

아토피에는 사위탕. 소풍산, 방풍통성산, 청기산, 자금정, 연교패독산, 생료사물탕 등 (새로보는 방약합편-이종대저 참고) 다수를 사용한다고 기술되어 있다.

그러나 필자의 경험으로는 피부질환에는 사상방이 잘 치료가 되어서, 열이 많은 태음인 소아의 전신아토피를 청폐사간탕을 사용하여 치료해 보기로 하였다.

■ **투약1**

열이 많은 태음인 소아의 전신아토피가 변비와 기육의 열발산 장애로 인해 나타난 현상으로 보고 청폐사간탕(사상방) 한 제를 달여 30P으로 한 뒤 하루 3회 식후복용 하라고 했다.

■ **경과1**

10일 뒤에 확인하니

1. 아토피로 인한 전신 가려움이 격감되었다.
2. 아울러 변비도 격감되고,
3. 비염과 코골이, 얼굴 한쪽만 붉어짐 등이 많이 호전되었다.
4. 7일 뒤 같은 약으로 한 제를 더 부탁해왔다.

■ **투약 2**

요청대로 전과 같은 청폐사간탕으로 한 제를 달여 주었다.

■ **경과 2**

그 뒤에 확인하니

1. 청폐사간탕 복용 뒤 피부가 매끈해지고,
2. 대변도 1~2일에 한 번 보며,
3. 비염과 코골이, 헛기침이 모두 없어지고,
4. 얼굴 한쪽만 붉은 것 등도 모두 없어져 폐약하였다.

**※ 민족 의학 자산**

한약업사 고령자 채록사업

경남 김해시 주촌면

신천당 한약방

최효영 선생

2022.08.26. 입력 이종대

## 투약내역

동의수세보원 태음인방 청폐사간탕 20첩 2회

**※청폐사간탕**(사상방)

갈근 4돈 고본 황금 각 2돈 나복자 길경 백지 승마 대황 각1돈.

* 치 열다자 허로몽설증에 대변비결을 겸하였은 때, 염폐통변하는 효능이있다.

***참고**

청폐사간탕은 열다한소탕에 대황을 더한 처방이다. 표열에 이열을 함께 내려준다. 열다한소탕의 긴장도가 높고 열이 많은 상태에서 식적, 변비를 풀어 열을 내린다. 태음인중 열이많은 사람의 허로(虛勞)와 몽설(夢泄), 변비에 사용한다. 화를 잘내고 성급하며, 두통, 피부발진(發疹), 소양(搔痒), 번갈(煩渴), 다음수(多飮水)에도 사용한다.

**※태음인 갈근해기탕 비교:**

갈근의 약리요점. 긴장을 풀고, 긴장으로 인한 통증이나 열을 풀어준다.

**1) 갈근해기탕**

갈근12 황금 고본6 길경 승마 백지 4g

긴장도가 약간 높은 상태 – 열이 내재된 상태에 쓴다.

**2) 열다한소탕**

갈근16 황금 고본 8 길경 승마 백지 4g + 나복자 4g

긴장도가 더 높고 – 열이 울체된 상태에 쓴다.

**3) 청폐사간탕**

갈근16 황금 고본 8 길경 승마 백지 나복자 4g + 대황4g

긴장도가 더 높고 – 열이 많이 울체된 상태에 쓴다. (이종대)

임상심화처방

# 5. 청혈구풍탕(경험방)

삼차신경통 6년, 안면신경 마비, 통증, 입주위 어둔, 마비감

## 청혈구풍탕(경험방)

최ㅇㅇ 여 64세 소양인

경남 창원시 의창구 북면

### ■ 용모

둥근 얼굴에 키가 크고 인정이 많은 집안의 손녀 뻘 되는 여성이다.

### ■ 과정

사소한 질환에도 시시때때로 한약을 복용했고 그때마다 효과를 보아왔다.

6년전 갑자기 구안와사가 발병해서 독활지황탕(사상방) 두 제를 연이어서 복용하니 거의 치료가 되었는데 기운이 내려가거나 과로하거나 신경을 과도하게 쓰면 재발하곤 한다.

### ■ 주증상

6년 전부터 몸이 안 좋으면

1. 좌측 귀 뒤가 찌르는 것처럼 아프고, 아프면 구안와사가 발병한다,
2. 심하게 입이 돌아가는 것이 아니라 입 언저리 쪽이 어둔하고 불리하다
3. 입언저리의 감각이상이나 움직임이 약 20% 정도 불리하다.
4. 병원에서는 안면신경마비라고 진단을 받았다.
5. 그동안 마산, 창원에서 유명하다는 병원과 한의원의 치료도 받았으나 반복된다.

■ **참고**

6. 시가댁 문제로 스트레스를 많이 받는다. 신경이 예민하다.
7. 갑상선 기능저하로 부종이 잘 오고, 부종이 살이 된다.
8. 패혈증으로 병원치료를 받은 적이 있다.
9. 부지런해서 과로하여 피로가 자주 온다.

■ **참고증상**

10. 추위, 더위를 다 탄다.
11. 땀이 많고 물은 보통으로 마신다.
12. 가끔 소화장애가 온다.
13. 대변이 불규칙하다.
14. 소변불리가 잦다.

■ **변증**

병원에서는 안면신경마비라고 진단을 받았으나 귀 뒤가 찌르는 것처럼 아프고, 아프면 구안와사가 발병한다는 것을 보면 3차신경통에 가까운 병증이 아닌가 하는 의심이 든다.

그동안 병원과 한의원의 치료가 안 되었던 점을 봐서도 의심을 할 수밖에 없었다.

■ **처방선정**

이러한 증상들이 잘 낫지 않는 사람들도 있어서 여러 한의서는 물론 경험방 위주의 대한한약협회의 임상 경험방집인 험방신편도 찾아보았으나 찾지 못했다.

그러다가 만성 구안와사에 효과가 좋으며 많은 동료들이 효과를 보아오고 있다는 마산 제일당 한약방 조춘일선생의 창방이라는 혈전용해와 구안와사 안면신경 경련증 등에 사용한다는 청혈구풍탕을 알게 되었다.

■ **투약1**

귀 뒤가 찌르는 것처럼 아프고, 아프면 구안와사가 발병한다는 것을 삼차신경 마비로 보고 청혈구풍탕으로 한 제를 달여 주었다.

■ **경과1-1**

약을 가져간 지 5일 뒤 확인하니

1. 귀 뒤를 찌르는 통증이 현저히 줄었다.
2. 입언저리가 마비되는 느낌도 줄었다.

■ **경과1-2**

7일 뒤 전화로 경과를 말해주었다.

1. 지금까지는 귀 뒤에 찌르는 통증이 1번도 나타나지 않았다.
2. 입언저리가 마비되는 느낌도 없어져 정상이 되었다는 것이다.

■ **투약2**

나아가는 것을 보니 한 제를 더 복용해야겠다고 해서
이번에는 먼저 복용했던 독활지황탕(사상방)으로 한 제를 더 투약했다.

■ **경과2**

그 뒤로는 10여년이 지난 지금까지 통증과 마비감이 1번도 나타나지 않았다.

**※ 민족 의학 자산**
한약업사 고령자 채록사업
경남 김해시 주촌면
신천당 한약방
최효영 선생
2012.05.10. 입력 이종대

### ⊕ 투약내역

**※경남 75년 임상비방집>경험방>청혈구풍탕**

**※청혈구풍탕**(경험방)

계혈등 20g 생강 12g 반하 계지각 8g 백작약 백출 진피 청피 지각 오약 남성 구감초 각 4g.

* 시수승 혈전용해

치 중풍 고혈압 수족마비 뇌경색 동맥경화 심근경색 동맥경색 구안와사 안면신경 경련증 고지혈증.

생강즙 화 호환 오자대 매 30~50환 온수 또는 청주탐하. 혹 밀환 탄자대 매복 1환.

**※동의수세보원 소양인편 독활지황탕**

**※독활지황탕**(사상방)

숙지황 16g 산수유 8g복령 택사 각6g 목단피 방풍 독활 각4g

* 치 보신보음 거사청열

임상심화처방

# 6. 통규활혈탕(개착)

뇌종양(암) 두통, 수술부위 복통

## 통규활혈탕(개착)

유ㅇㅇ 여 82세 전형적인 소양인

경남 김해시 주촌면

### ■ 용모

둥근 얼굴에 피골이 상접한 깡마르고 검은 피부의 할머니.

### ■ 과정

10여년 전 일이다. 할머니가 전화로 머리가 아파 병원에 가니 뇌종양이라는데 병원치료를 해도 차도가 없다는 것이다.

### ■ 주증상

1. 뇌종양이 원인인지 두통이 심하다.
   1) 머리가 아프면 진통제를 복용하면 몇 시간은 견딘다.
   2) 약효가 떨어지면 다시 통증이 온다.
   3) 일을 하면 머리가 덜 아프고, 쉬면 아프다.
   4) 8개월 전인 9월부터 머리가 아팠다.
2. 위암으로 복부 수술했던 부위도 통증이 있다.

■ **부수증상**

3. 어깨와 허리도 아프다.
4. 과로하면 피로하다.

■ **참고**

5. 땀은 거의 안 난다.
6. 물은 보통으로 마신다.
7. 음식은 소식을 하고,
8. 소화는 잘되나 식욕이 없다.
9. 대변은 정상이거나 설사를 할 때도 더러 있다.
10. 잠은 잘 잔다.

■ **참고**

11. 요즘도 농사일을 한다.
12. 위암수술과 담석증 수술을 했다.
13. 당뇨와 골다공증이 있다.

■ **변증**

주호소가 두통이고 뇌종양이 원인일 것이라 생각하니 방법이 있을 것 같지 않았다.

그러나 1-3)에서 일을 하면 머리가 덜 아프고, 쉬면 아프다는 것을 보면 혈액순환과 관련이 있어 보이고,

12)의 위암수술과 담석증 수술을 했다는 것을 보면 어혈이 잔존해 있을 수 있다고 보아서 어혈성 두통일 수 있다고 추정해보았다.

## ■ 치법

해부를 해본 경험이 있는 청나라 의학자인 왕청임은 의림개착에서 통규활혈탕을 머리와 사지몸전체 혈관의 어혈증을 치료한다고 하였다. 실제로 임상에서는 통규활혈탕을 어혈성 두통에도 많이 사용하고 있다. 따라서 할머니의 두통이 어혈성 두통이라면 거어혈제와 활혈제로 구성된 통규활혈탕을 써 볼 수도 있을 것이다.

## ■ 처방구상

의림지에서 뇌종양에 사용한다는 통규활혈탕을 발췌해 놓고 기회가 되면 활용을 해보고 싶었는데, 이런 병은 발병이 되면 거의 병원으로 가기 때문에 기회가 없었다. 김해시 한림의 만보한약방 주영후 원장께서도 통규활혈탕으로 치료한 경험도 들은 적이 있고, 해서 통규활혈탕으로 선방했다.

다만 의림지의 어혈성 두통에 사용하는 통규활혈탕은 의림개착의 처방에서 몇 가지 약재가 더해져 있었다. 할머니의 병증이 뇌종양성 두통이기에 후대에 뇌종양 병증에 사용하였다는 의림지의 처방을 따르기로 하였다.

## ■ 투약

82세의 전형적인 소양인 할머니의 두통이 뇌종양 진단을 받았으나 치료받아도 여전하고 일을 하면 머리가 덜 아프다는 것을 보고는, 수술 후 잔여 어혈로 나타난 어혈성 두통으로 보고 의림지의 통규활혈탕(거 사향) 본방으로 한 제를 투약했다.

## ■ 경과

1. 3일 뒤 통화 때 양약 진통제를 복용하지 않아도 될 정도로 두통이 줄어들었다.
2. 10일 뒤에 다시 확인하니 두통은 그 뒤로 한 번도 재발한 적이 없다고 한다.
3. 아울러 생각하지도 않았든 복부의 수술부위 통증도 없어졌다고 하였다.

■ **투약2**

한 달 뒤 지금까지도 한 번도 재발한 적은 없었으나 예방을 위하여 같은 처방으로 요청하므로 한 제를 더 투약하였다.

■ **경과2**

다시 6개월 뒤 따님과 같이 와서는

1. 지금까지 두통은 한 번도 나타나지 않았다.
2. 복통 역시 없었다.
3. 뇌종양이 나았는 지는 그 뒤로 병원에 가보지 않아 모르겠다고 한다.
4. 결과적으로 뇌종양은 검사결과 확인이 된 것은 사실이겠지만, 오진일수도 있겠다는 생각이 들었다.

■ **증상, 증후 3**

두통이 멈춘 6개월이 지난 지금은

1. 요즘은 식사를 잘 못 하고,
2. 음식 맛도 모르고,
3. 견비통과 요통이 있고,
4. 뱃가죽이 당기며,
5. 피로하고 기운이 없다고 하며 보약을 원한다.

■ **투약3**

82세 할머니의 피로, 기핍과 전신허약에 인삼양영탕을, 식욕부진에 삼선산을 합방해 한 제를 달여 주었다.

※ 민족 의학 자산

한약업사 고령자 채록사업

경남 김해시 주촌면

신천당 한약방

최효영 선생

2012.04.26. 입력 이종대

### 투약내역

1. 의림개착(왕청임). 통규활혈탕.

홍화 생강3돈 도인2돈 적작약 천궁1돈 사향5푼

2. 의림지 개제. 통규활혈탕

용골 모려 각16g 조구등12g 당귀 단삼 산조인초 각8g 적작약6g 도인 홍화 천궁 감국 백지 지룡 각4g 원지2g (사향2g은 넣지못했음) 조복 20첩 2회

임상심화처방

# 7. 활혈구풍탕(3-150)

신장풍(腎臟風), 연홍색, 회갈색변색, 오돌토돌 융기: 무릎 · 하복부 · 엉덩이 · 허리엉치부위

## 활혈구풍탕(3-150)

상ㅇㅇ 남 74세 소양인

경남 김해시 주촌면

### ■ 용모

보통 키에 갈색 피부로 다부진 체격이다.

### ■ 과정

목욕 중에 지인이 자신의 서혜부에 생긴 피부병을 보고는 본 한약방을 추천했는데, 그 뒤에도 병원치료를 더 해보고 낫지를 않자 1년이 지나서야 왔다는 것이다.

### ■ 주증상

1. 2년 전부터 고환 밑 부위가 약간 발그스레한 색으로 변색이 되어왔다.
2. 처음 발병된 장소가 사타구니와 고환 밑인데 점차 여러 곳으로 번졌다고 한다.
3. 환부를 보니 무릎 위와 하복부, 엉덩이 윗부분 허리 아래까지 여러 곳에 산발적으로 오돌토돌 소름처럼 돋아나 있고 둘레의 경계선이 선명하다.
4. 색은 아주 붉지는 않고, 약간 발그스레하고 가장자리가 회갈색이다.
5. 덥거나 땀이 나면 더 심해진다.
6. 가렵지는 않다.
7. 다른 사람들의 낭습이나 신장풍처럼 진물이 나지는 않는다.
8. 처음에는 고환 밑에서 시작되었으나 나중에는 다른 번진 부위만 나타나 있다.
9. 그동안 병원치료도 해보고 약국을 다녀도 일진일퇴, 병원치료를 하면 한동안은 덜하다가 시간이 지나면 또 재발된다.

## 부수증상

10. 양기가 약하다.
11. 피로나 기허증상은 없다.
12. 사업상 스트레스를 많이 받는다.

## 참고증상

13. 물은 많이 마시고, 땀은 적게 난다.
14. 과식하면 소화장애가 온다.
15. 대소변도 모두 정상이다.

## 변증

고밀도 자윤인 정(精)이 부족하면 신(腎)이 약해져 신허(腎虛)가 나타나고, 혈액이 부족하면 간(肝)기능이 약해져 간허(肝虛)가 난타난다.

이 2가지인 간(肝)과 신(腎)이 허약하면 간신(肝腎)이 부족하여 모세혈관염이 생기기 쉬우며 이로 인해 만성 피부병이 생기기도 한다. 한방에서는 이를 신장풍(腎臟風) 이라고 표현해왔다.

처음에는 고환 밑의 피부변색으로 보고 서혜부 주위의 습체유형인 피부질환으로 보았으나 점차 다른 부위로 번지는 것을 보고는, 이는 간신(肝腎)기능의 부족으로 인한 혈행장애로 인해 나타나는 발진. 발적. 변색. 피부가려움 등으로 보았다.

## 참고: 신장풍(腎臟風)

1. 간신기능이 부족하여 종아리에 버짐이 생겨 가렵고 허는데 점점 온몸으로 퍼지는 병증임.
2. 정혈(精血)이 부족한데 풍습(風濕)의 독기(毒氣)가 침범해 음낭(陰囊)이 축축하고 가려우며 긁으면 허는 병증임. 출처: 한국전통지식포탈.

■ **투약1**

처음 발병한 위치가 사타구니와 고환 밑이며, 여러 곳의 병원에서도 치료를 하여도 낫지 않는 것을 보고 서혜부의 혈행장애로 인해 나타나는 신장풍(腎臟風)에 가깝다고 보고 2번의 음낭습양의 활혈구풍탕을 선방하였다가 다시 바꾸었다.

나중에 보니 점차 피부의 여러 곳으로 옮겨가고 있어서 1번의 정혈이 부족하여 나타나는 간신허의 피부병으로 보고 이번에는 창출, 두충이 군약인 1번의 활혈구풍탕을 선방한 뒤 1제를 달여 주었다.

■ **경과1**

약을 가져간 지 12일쯤 뒤 다시 왔다.

1. 여기저기 발그레한 색이 옅어지고
2. 더 이상 번지지는 않았다.

■ **투약2**

색이 옅어지는 것을 보고 조금씩 변화가 있는 것으로 보아서 효력이 있다고 보고는 요청대로 다시 먼저와 같은 활혈구풍탕으로 1제를 더 달여 주었다.

■ **경과2**

이번에는 15일 뒤 방문했는데

1. 여러 곳에 번져있는 피부의 상태가 현저히 줄어들어 있었다.
2. 본인도 만족해하면서 다시 1제를 더 요청하였다.

■ **투약3-4**

요청대로 먼저와 같은 활혈구풍탕으로 1제를 더 지어주었고,
이어서 다시 1제를 더 지어주었다.

## ■ 경과3-4

이분은 모두 활혈구풍탕 4제를 복용하고 여러 곳으로 번진 변색이나 소름처럼 돋은 돌기도 모두 사라져서 피부병이 다 나은 것으로 보고 폐약을 했다.

**※ 민족 의학 자산**

한약업사 고령자 채록사업

경남 김해시 주촌면

신천당 한약방

최효영 선생

2022.03.24. 입력 이종대

## ■ 참고

동의보감을 보면 신장풍은 2가지가 있다. 간신허약으로 인한 신장풍이 있고, 다른 하나는 고환 밑이 습체가 생겨 가려운 신장풍이 있다.

방약합편 하통 150의 활혈구풍탕이 1번의 간신허에 사용하는 활혈구풍탕 처방구성과 동일하다. 그러나 방약합편 활투에서는 이를 혼동하여 활혈구풍탕이 전음인 고환 밑에 사용한다고 표기하였다. 질환명은 같으나 여기에 적용하는 같은 처방명인 활혈구풍탕의 구성은 전혀 다르다. 방약합편 활투의 오기를 수정할 필요가 있다(이종대).

### 투약내역

방약합편 하통 150 활혈구풍탕 20첩 10일분 4회

1.※동의보감>잡병8>제창>신장풍창>활혈구풍산

2.※동의보감>외형4>전음>음낭습양>활혈구풍산

**1. 활혈구풍산 活血驅風散**

治腎藏風瘡痒痛, 此由肝腎虛爲風濕所侵也.

* 치신장풍창양통 차유간신허 위풍습소치야.

蒼朮(炒) · 杜冲(薑汁炒) · 肉桂 · 天麻 · 薏苡仁 · 橘紅 · 檳郎 · 厚朴 · 枳殼 各六分, 當歸 · 川芎 · 白芷 · 細辛 · 白蒺藜(炒) · 桃仁 · 白芍藥 · 半夏 · 五靈脂 · 甘草 各五分. 右剉, 作一貼, 薑 五片, 棗 二枚 同煎, 入乳香末少許, 空心服. [《得效》]

신장풍창으로 가렵고 아픈 경우를 치료한다. 이것은 간신(肝腎)이 허한데, 풍습(風濕)이 침입한 것이다.

창출(볶는다) · 두충(생강즙에 축여 볶는다) · 육계 · 천마 · 의이인 · 귤홍 · 빈랑 · 후박 · 지각 각 6푼, 당귀 · 천궁 · 백지 · 세신 · 백질려(볶는다) · 도인 · 백작약 · 반하 · 오령지 · 감초 각 5푼. 이 약들을 썰어 1첩으로 하여 생강 5쪽, 대추 2개를 넣어 달이고, 여기에 유향 가루 약간을 넣고 빈속에 먹는다. [《득효》]

***참고**

**2. 활혈구풍산 活血驅風散**

治腎藏風, 囊下濕痒, 脚生瘡癬.

白蒺藜(炒) · 當歸 · 川芎 · 白芷 · 細辛 · 桃仁 · 半夏 · 槐潤 · 白芍藥 · 五靈脂 · 甘草(生) 各六分, 蒼朮 · 杜冲 · 桂皮 · 薏苡仁 · 天麻 · 橘紅 · 檳榔 · 厚朴 · 枳殼 各三分.

右剉, 作一貼, 薑五 棗二, 水煎, 入乳香末少許, 空心服之. 乳香以佐心氣, 使心腎相交也. [《直指》]

신장풍(腎藏風)으로 음낭 밑이 습하고 가려우며, 다리에 창이나 버짐이 생긴 것을 치료한다.

백질려(볶은 것) · 당귀 · 천궁 · 백지 · 세신 · 도인 · 반하 · 괴윤 · 백작약 · 오령지 · 감초(생것) 각 6푼, 창출 · 두충 · 계피 · 의이인 · 천마 · 귤홍 · 빈랑 · 후박 · 지각 각 3푼.

이 약들을 썰어 1첩으로 하여 생강 5쪽, 대추 2개를 넣어 물에 달인다. 여기에 유향 가루를 조금 넣어 빈속에 복용한다. 유향은 심기(心氣)를 도와 심(心)과 신(腎)이 서로 만나게 한다. [《직지》]

임상심화처방

# 8. 신선불로단(임상40년)

혈관성 치매, 치매초기, 건망(어제일도 모름), 단기 기억소실, 경계, 정충, 불안, 식욕상실

## 신선불로단(임상40년)

장ㅇㅇ 여 72세 소양인

부산시 강서구 봉림동 정미소

### ■ 용모

작은 키에 피부가 희고 갸름한 얼굴이다. 몸이 약해 보인다

### ■ 과정

오랜 단골이다. 최근에도 사위와 함께 여러 번 방문하였다. 그런데도 갑자기 치매가 심해졌는지 얼마 전 한약방을 다녀간 것을 모르고, 한약방도 처음 와본 사람처럼 두리번거리며 살펴보고 말한다.

### ■ 병력

1. 3년 된 담궐두통을 도적강기탕(사상방) 加 모려분 조구등 각8g으로 완전 소실,
2. 다시 3개월 후 백내장 수술뒤 불면 건망 초조 경계 예민에 십이미지황탕(사상방) 加 모려분8g 초결명 생건지황 맥아 각 4g으로 불면과 눈침침 증상이 격감되었다.

### ■ 주증상

1. 병원에서 치매 초기 진단을 받았다.
   1) 기억이 격감하여 건방증이 매우 심하다.
   2) 옛날일은 물론이고 어제 일도 기억을 못한다.
   3) 얼마 전에도 사위와 여러 번 한약방을 방문했으나 전혀 기억을 하지 못한다.
   4) 한약방도 처음 보는 곳이라 낯설고 선생님도 처음 보는 것 같다고 말한다.
   5) 병원서 혈관성 치매로 진단을 받고 1달 치 양약을 복용중이나 점차 심해진다.

### ■ 부수증상

2. 치매와 함께 평소에도 경계, 정충, 불안, 초조, 건망증이 심하고 예민하다.
3. 불면증(하루 1~2시간 잠)으로 수면제를 복용중이다 - 수면제를 복용하고 자도 개운하지 않다.
4. 백내장 수술을 했어도 눈이 침침하다.

### ■ 참고증상

5. 수족은 차지는 않다.
6. 입이 자주 마르나 물은 많이 안 마신다.
7. 식욕도 거의 없다 - 혹 오심도 있다.
8. 소화는 잘된다.
9. 소식을 해도 대변은 매일 힘들게 본다.
10. 소변이 잦다. 야간뇨는 2회 정도 본다.

### ■ 참고

11. 밭일을 하고나면 허리가 가끔 아프다.
12. 옛날에 집의 화재로 많이 놀라고 쇼크를 심하게 받은 적이 있다.

■ **변증**

치매는 뇌의 노화로 오는 질환이다. 유발원인을 유추해보면 오래 전 집에 큰 불이 나서 많이 놀란 뒤로 심허(心虛)가 가중되면서 경계 불안 초조 정충 섬어 다몽 건망 등의 증상의 바탕이 되었고, 심허에 노화가 겹치면서 치매로 진행 된 듯 보였다.

즉 심장의 불안정상태가 치료 되지못한 상태에서 심허(心虛)로 심박출력과 순환계통이 약해지면서 여기에 다시 노화까지 겹치면서 뇌혈관의 혈액순환 약화를 가중시키자 치매로 진행된 듯하다.

■ **처방구상**

치매에 많이 사용하는 귀비탕, 가미귀비탕, 온담탕, 가미온담탕, 사물안신탕, 천왕보심단, 청심연자탕, 개심산, 정지환등을 보면서 고민하다가 만족스럽지 못해 한방임상 40년(박병곤 저)에 치매가 완고하면 신선불로단을 복용한 후 가미귀비탕(1-098)+온담탕(2-094)으로 장복하라고 되어있어서 먼저 신선불로단을 지어주기로 하였다.

■ **투약 1**

단기기억과 장기기억이 모두 약해서 어제일도 잊어버리는 할머니의 치매가 완고한 치매라 보고 신선불로단을 환약으로 1제를 지어 주었다.

겸하여 아직은 마음이 놓이지 않아 병원의 치매예방약과 불로단을 겸복하기로 했다.

■ **경과 1**

3개월뒤 오셔서 할머니가 말하길

1. 기억력이 많이 좋아졌다고 하면서 이제는 건망증으로 당황하는 일이 없어졌다는 것이다.
2. 지금은 잠이 잘 안 오고 있으며,
3. 대변은 매일 본다는 것이다.
4. 그러나 아직 불안 초조 경계 정충 식무미 잦은소변 야간뇨 입마름은 그대로 남아있다.

■ **투약2**

치매가 완고하면 신선불로단 복용뒤 가미귀비탕+온담탕으로 장복하라는 주치 말씀대로 이번에는 가미귀비탕에 산조인을 2돈으로 증량하고 불면에 숙지황을 3돈으로 더하고 활투대로 향부자 2돈을 더한뒤 온담탕을 합방한,

즉 가미귀비탕 + 산조인2돈 숙지황3돈. 향부자 2돈 + 온담탕으로 20첩 10일분으로 지어주었다.

■ **경과2**

1. 이번에는 불면이 개선되어 수면제를 가끔 1회만 복용하는 정도로 좋아졌다.
2. 입맛이 돌아오고
3. 구건, 경계, 정충, 불안, 초조, 뇨삽 증상이 전보다 많이 개선되었다.
4. 야뇨는 1~2회 본다.

■ **투약 3**

먼저의 가미귀비탕 + 온담탕이 효과가 있다고 보고 연이어 3제를 더 지어주었다.

이어서 그 뒤 신선불로단을 원해서 신선불로단도 한 제를 더 지어주었다.

■ **경과 3**

1년뒤 다시 왔다. 그간의 경과를 들어보니

1. 치매 증상은 완전히 없어졌고 그래서 그동안 잘 지냈는데
2. 얼마 전 신경과로 뒤 다시 불면 정충 피로 기핍 구건 식부진 등의 증상이 왔다.

■ **투약 4**

이번에는 다시 나타난 불면 정충 피로 기핍 구건 식부진 증상을 기준으로

육미지황탕 + 귀비탕류(당귀 용안육4g 인삼 복령 원지4g 감초1.2g) 와 맥문동 건지황 맥아4g 을 더하여 20첩을 지어주었다.

■ **경과 4-1**

12일 뒤 확인하니 약복용후

1. 기억력도 좋아지고
2. 식사도 잘한다.
3. 불면이 개선되어 하루 5~6시간을 잔다. 낮잠도 1시간 정도 잔다.
4. 낮의 잦은 소변은 개선되고, 밤 소변은 1회 본다.

■ **경과 4-2**

1. 그 뒤 요통, 좌협통과 불면, 우측슬통, 눈침침함, 현훈 등에 가미귀비탕 과 계평귀비탕(새로보는 방약합편-이종대 저)으로 효과를 보았다.
2. 그 뒤에도 여기저기가 아프면 약을 지으러 왔다. 그때마다 치매 재발을 확인해 보았는데, 10년이 지난 뒤까지 치매증상이 재발하지 않고 잘 지내셨다.

■ **참고**

동의보감의 내경 신형이나 정문에 나오는 연년익수불로단 과는 전혀 처방구성이 다르다.

**※ 민족 의학 자산**
한약업사 고령자 채록사업
경남 김해시 주촌면
신천당 한약방
최효영 선생
2022.03.04. 입력 이종대

## ⊞ 투약내역

1. 한방임상 40년 박병곤저 신선불로단 1제 2회
2. 연이어 방약합편 상통 98 가미귀비탕 + 중통 94 온담탕 20첩 4제

※신선불로단 완고한 치매

인삼 파극(주침거심) 당귀(주세) 토사자 (주제)각3냥 숙지황 생건지황(주배)각2냥 우슬(주침 )두충(강초) 각 1냥반, 백자인 석창포(미감침)구기자 (주침) 지골피 각 1냥, 세말 밀환 오자대 매 7~90환 1일 3회 온주 또는 염탕 하. 복용

2. 가미귀비탕(1-098) 치 간비노울 월경불통

귀비탕 (당귀 용안육 산조인 초 원지 인삼 황기 백출 백복신 각 1돈 목향5푼 감초3푼 생강5편 대추2개) 加 시호 치자 각 1돈.

3. 온담탕(2-094) 치 심담허겁 몽매불상 허번불면

반하 진피 백복령 지실 각 2돈 죽여 1돈 감초5푼 생강5편 대추 2개..

4. 육미지황탕(1-040) 치 신수부족.

숙지황8냥 산약 산수유 각4냥 백복령 목단피 택사 각3냥

임상심화처방

# 9. 도씨승양산화탕(2-028)

위암(胃癌) 오진으로 걱정 뒤, 불안, 초조, 정충, 의욕부진, 식욕부진, 체중감소

## 도씨승양산화탕(2-028)

전ㅇㅇ 남 68세 소양인
경남 김해시 주촌면

### ■ 용모

보통 키에 마른 체형이다. 검은 얼굴에 부리부리한 큰 눈이 인상적이다.

### ■ 과정

병원 검진결과 위암이 의심된다는 통보를 받고 한 달 보름 뒤 정밀검사까지 걱정을 많이 하였다. 결국 오진으로 판명되었으나 생각지도 못한 통보로 근 45일 동안 엄청난 스트레스를 받았다.

### ■ 주증상

1. 위암(胃癌) 의심 통보 뒤 상심을 한 탓인지 그날 이후부터 식욕이 없어졌다.
2. 이후부터 불안 초조하고,
3. 가슴이 뛰는 정충 증이 생겼다.
4. 의욕도 잃어버리고 매사가 허무해졌다.
5. 밥을 제대로 못 먹으니 마른 체질인데도 그사이 체중이 3kg나 빠졌다.

## ■ 참고증상

6. 손발은 차다.
7. 물은 하루 1리터 정도 마신다.
8. 땀은 거의 안 나고,
9. 따뜻한 음식을 좋아한다.
10. 평소 소화는 보통이다.
11. 대변과 소변은 정상이다.
12. 잠은 잘 잔다.

## ■ 참고

13. 고혈압과 당뇨가 있어 양약을 복용한다.
14. 폐결핵이 있다. 양약을 복용하나 가끔씩 잔기침을 한다.
15. 이웃의 권고로 내방하였다고 한다.

## ■ 변증

환자는 한 달 반 동안 위암(胃癌)의심으로 엄청난 걱정을 하였고 이로 인한 충격으로 불안 초조와 정충 증까지 생겼으며 의욕부진과 식욕부진, 또 식욕부진에 따른 체중감소까지 이어져 함께 나타난 것으로 보았다.

## ■ 치법

위암(胃癌)오진 이후부터 나타난 불안 초조와 정충이 정신적 충격으로 허약한 상태에서 간기능이 항진되면서 나타났다고 보고 이를 안정시킬 수 있는 시호 황금 작약 맥문동 등을 검토하였다,

또한 의욕부진과 식욕부진을 치료하자면 기허(氣虛)를 보강해야 할 것이므로 보기(補氣)를 시키면서 보혈시켜야 할 것으로 보고, 보기제 위주인 사군자탕이 포함된 처방들을 치법의 범위에 포함시키기로 하였다.

■ **처방구상**

정신적 충격으로 인한 불안, 초조, 정충에 사용할 수 있는 처방으로는 치자청간탕, 단치소요산, 소요산, 도씨승양산화탕, 인삼소요산등이 있다. 여기에서 시호, 작약, 당귀, 맥문동의 소요산계열의 처방을 검토 하다가, 허약하면서 보기 · 건비제인 사군자탕이 포함되어 있으면서 식적류 상한과 허번, 촬공 등에 사용하는 도씨승양산화탕(새로보는방약합편-이종대저)이 가장 적합해 보여 선방하였다.

■ **투약1**

식욕부진과 의욕부진이 정신적 충격으로 인해 발생하였다고 보고 이를 회복시킬 수 있는 보기 건비 처방인 사군자탕이 포함된 도씨승양산화탕을, 여기에 마르고 폐결핵도 있으므로 숙지황16g과 식욕이 없으므로 맥아 4g을 더하여 한 제를 지어 주었다. (이때 금은 같이 탕전하지 않았다)

■ **경과1**

약을 모두 복용한 뒤 왔다. 확인하니

1. 복용 후 2~3일 되니 불안한 것과 초조한 것이 줄어들고
2. 긴장과 정충 등의 증상도 줄어 들었다.
3. 무엇보다도 식욕이 증진되었다고 한다.

■ **투약 2**

약을 한 제 더 요청하여 먼저와 같은 처방으로 1제를 더 지어주었다.

■ **경과 2**

보름쯤 뒤 이번에는 부인과 함께 방문을 했다.

1. 이번에는 불안 초조 정충 긴장 등이 모두 사라지고
2. 가끔 하는 잔기침도 거의 안하고
3. 식욕이 좋아져서 체중이 2kg 증가되었다며 고마워했다.

■ **참고**

함께 온 부인은 잦은 신우신염으로 고생을 한다고 해서 양격산화탕(사상방) 1제를 지어주었다.

**※ 민족 의학 자산**

한약업사 고령자 채록사업

경남 김해시 주촌면

신천당 한약방

최효영 선생

2022.03.06. 입력 이종대

**투약내역**

**※ 방약합편 중통 28 도씨승양산화탕 20첩 2회**

**※동의보감>잡병2>한>상한동계>도씨승양산화탕**

**※도씨승양산화탕 陶氏升陽散火湯**

治撮空證, 此因肝熱乘肺. 元氣虛弱, 不能主持, 以致譫語神昏, 叉手冒心, 或撮空摸床.

人參· 當歸· 芍藥· 柴胡· 黃芩· 白朮· 麥門冬· 陳皮· 茯神· 甘草 各一錢.

右剉, 作一貼, 入薑 三片, 棗 二枚, 入熟金, 同煎服. [《入門》]

허공을 휘젓는 증상을 치료한다. 이는 간열이 폐를 누르기 때문이다. 원기가 허약하면 몸을 가누지 못하고 헛소리하며, 정신이 혼미하고, 깍지를 끼고 가슴을 누르거나, 허공을 저으며 침대를 더듬게 된다.

인삼 · 당귀 · 작약 · 시호 · 황금 · 백출 · 맥문동 · 진피 · 복신 · 감초 각 1돈.

이 약들을 썰어 1첩으로 하여 생강 3쪽, 대추 2개를 넣은 후, 제련한 금을 넣고 달여 먹는다. [《입문》]

임상심화처방

# 10. 면회탕(경험방) + 작약감초탕(1-086)

유즙자출병, 월경 년2회(경지), 변비, 견비통, 다리통증
"수유기도 아닌데 젖이 나와"

## 면회탕(경험방)+ 작약감초탕(1-086)

김ㅇㅇ 여 47세 한태음인

경남 양산시 곱창집 운영

### ■ 용모

보통 키에 하얀 피부 알맞게 살이 찐 여성이다.

인정이 많고 자상하고 항상 웃는 얼굴이다.

### ■ 과정

한약방에 자주 오는 단골손님이다. 생리도 몇 번 건너뛰고, 아기도 없는데 젖이 나와서 걱정스런 마음에 한약방에 찾아왔다.

### ■ 주증상

옷을 갈아입다가 우연히 유두가 가려워 짜보니 젖이 나온다.

1. 아기도 없는데 손가락으로 젖을 짜면 젖이 나온다.
2. 그사이에 월경이 여러 번 건너뛰었다(1년 됨).
3. 가만히 생각해보니 월경은 1년에 2회를 한다.
4. 월경통은 없다.

■ **부수증상**

5. 양쪽 견비통이 심하다.
6. 장시간 서서 일을 하므로 다리도 아프다.
7. 부종이 잘 온다.

■ **참고증상**

8. 추위를 많이 탄다.
9. 몸이 차다.
10. 밥맛은 항상 좋다.
11. 변비가 있다.(1주 2~3회)
12. 잠은 잘 잔다.

■ **변증**

젖먹이도 없고 수유기도 아닌데 젖을 짜면 젖이 나오는 것을 보면 유즙자출병이다.

이 여성처럼 월경도 안 나오면서 젖이 나오면 양방에서는 유즙누출 무월경증후군이라고 한다.

[이 경우는 출산을 하지 않았음에도 프로락틴 수치가 올라가면 월경이 시작되고, 젖이 나오며, 불임을 유발할 수 있다. ebs지식클럽]

또한 양쪽 견비통이 심하다는 것은 긴장으로 인해 어깨부위가 수축·긴장되어 나타난 것으로 견비통은 변비로 인해서도 나타나므로 처방구성 때 고려해보기로 하였다.

■ **처방구상**

월경이 중단되면서 수유기도 아닌데 젖이 나오는 것은 유즙자출병이므로 이 경우에는 면회탕을 사용할 수가 있다. 또한 변비경향이 있고 양쪽 견비통이 심하다고 하므로 작약감초탕을 합방하고자 했다.

■ **투약**

월경지연인 경지와 함께 젖이 나오지 않으므로 면회탕을, 변비경향이며 어깨가 아프다하므로 작약감초탕을 더한, 면회탕+작약감초탕으로 우선 5일분 10첩을 지어 달여 주었다.

■ **경과1**

6일뒤에 찾아왔다

1. 약복용 뒤 유즙이 안 나오고,
2. 대변도 3.4일에 1번 보던 것이 매일 잘 본다고 한다.
3. 그러면서 5일분을 더 복용하기를 원한다.

■ **투약2**

요청대로 먼저와 같은 처방으로 다시 10첩을 더 달여 주었다.

■ **경과2**

두 번째 10첩을 복용한 뒤로는

1. 월경도 정상화되어 매월 나오고
2. 유즙분비도 한 번도 없었다고 한다.
3. 견비통과 다리가 아픈 것도 호전되었다.

**※ 민족 의학 자산**

한약업사 고령자 채록사업

경남 김해시 주촌면

신천당 한약방

최효영 선생

2022.02.23. 입력 이종대

### 투약내역

경험방 면회탕 + 방약합편 상통 86 작약감초탕. 5일분 10첩 2회

적작약 당귀미 천우슬12g 홍화8g + 백작약12g 감초8g

1. 경험방 면회탕(免懷湯)

欲摘乳者 此方主之(욕적유자 차방주지)

당귀미 적작약 주우슬 주홍화 각 5전

2. 동의보감>외형3>배>복통통치>작약감초탕

※작약감초탕 芍藥甘草湯

白芍藥 四錢, 甘草(炙) 二錢.

右剉, 作一貼, 水煎服.

백작약 4돈, 감초(구운 것) 2돈.

이 약들을 썰어 1첩으로 하여 물에 달여 먹는다.

稼穡作甘, 甘者己也. 曲直作酸, 酸者甲也. 甲己化土, 此仲景妙法也. 酸以收之, 甘以緩之. [《東垣》]

곡식[稼穡]은 단맛이 나는데, 단맛은 기(己)에 속한다. 굽거나 곧은 것[曲直]은 신맛이 나는데, 신맛은 갑(甲)에 속한다. 갑기는 화합하여 토가 된다. 이는 중경의 오묘한 법으로서 신맛으로 수렴하고 단맛으로 완화시키는 것이다. [《동원》]

임상심화처방

# 11. 자신보원탕(1-095)

하지무력, 다리시림, 다리저림, 다리통증
"왼쪽다리 다친 뒤부터 다리에 힘이 없고 아프고 시리고 저려"

## 자신보원탕(1-095)

최ㅇㅇ 여 85세 소양인
경남 김해시 주촌면

### ■ 용모

작은 키에 마른 체형이다. 피부가 까칠하고 영양상태가 불량해 보이는 할머니.

### ■ 과정

무단히 넘어져 다리를 다친 뒤로 외상은 병원치료 뒤 다 나았는데, 다리가 시리고 저리며 아프고 힘이 없다.

### ■ 주증상

1. 다리에 힘이 없다.
2. 다친 뒤로는 다리가 시리고 아프다.
3. 다리가 저리기도 하다
4. 다친 뒤부터는 여름인데도 내의를 입고 지낸다.

### ■ 부수증상

5. 허리도 아프다.
6. 피로하고 기운이 없다.

7. 위하수가 있다. (병원소견)

8. 다친 뒤로 추위를 더 탄다.

### ■ 참고증상

9. 추위나 더위를 다 탄다.

10. 물은 많이 마시고 땀은 적게 난다.

11. 따뜻한 음식을 좋아한다.

12. 식사는 잘한다.

13. 대변은 정상이다.

### ■ 참고

14. 평소 고혈압이 있다. (혈압약 복용 중)

### ■ 변증

하지무력으로 넘어져 외상은 나았으나 시리고 아픈 것은 여전하다는 것을 보면 시리고 아픈 원인이 넘어진 외상이 아니라고 보았다. 저림을 보면 다리의 혈액순환이 잘 안되고 있다는 것이고, 여기에 다리시림을 보면 체열부족까지 겹쳐 있다는 것을 의심해 볼 수 있다.

이는 체질적으로 하초가 약해지기 쉬운 소양인으로 노화로 인해 다리까지 혈액순환이 원활치 못한 영향이 있을 것이고 이에 따른 영양과 체열전달이 충분하지 않아 발생한 것으로 보았다.

### ■ 처방구상

하지무력에 사용하는 처방으로는 보중익기탕, 지황음자, 팔미지황원, 공진단, 만금탕, 팔보회춘탕, 십전대보탕등이 있다. 〈새로보는 방약합편 참고〉

상기 처방들도 효과가 있겠지만 다리가 시리고 아프다는 점에서 부자 육계와 같은 온열제가 포함된 자신보원탕이 더 적합하다고 보아서 선방을 하기로 했다. 다만 다리가 시리고 아픈 만큼 부자의 량을 늘려 투여하기로 했다.

■ **투약**

85세의 고령의 왼다리 다친 뒤 다리가 아프고 시리고 저린 증상에 기혈을 보하면서 동시에 온열하고 행경시킬 수 있는 자신보원탕을, 효력증대를 위해 1,5배량으로 한 뒤 부자량을 약간 늘려 4g으로 한 뒤 10일분 20첩을 지어 35봉으로 달여 주었다.

고혈압이라 부자가(4g)씩이나 들었으니 약간은 염려도 되어서 실온에 보관하되 데우지 말고 드시라 하였다.

■ **경과 1-1**

이틀 뒤 전화하니

1. 그 약을 먹으니 신기하게도 다리시림과 저림이 덜하고
2. 다리가 아픈 것도 덜 하다는 것이다.

■ **경과 1-2**

8일 뒤 전화가 왔다. 경과를 묻자

1. 모든 증세가 저번보다 훨씬 좋아졌다는 것이다
2. 그러면서 먼저 번 그 약을 1제 더 지어 달라고 한다.

■ **투약 2**

요청대로 먼저와 같은 자신보원탕으로 1제를 더 지어주었다.

■ **경과 2**

두제를 다 복용한 뒤

1. 하지무력도 사라져 요즘은 잘 못 느끼고 있으며
2. 다리가 시리고 저리고 아픈 것도 모두 없어졌다는 것이다.
3. 그 뒤로도 몸이 피로하고 기운이 없으면 자신보원탕을 지어가고는 했다.

※ 민족 의학 자산

한약업사 고령자 채록사업

경남 김해시 주촌면

신천당 한약방

최효영 선생

2022.02.22. 입력 이종대

**투약내역**

방약합편 상통 85 자신보원탕 1.5배량 + 부자 4g. 20첩 10일분 2회

**※자신보원탕 治癰疽潰後 斂遲**

종기뒤 상처를 아물게한다

八物湯(上三十二) 去 川芎 芍藥 加

牧丹皮 黃芪 山茱萸 杜冲 各一錢

肉桂 附子(炮) 各五分

薑三片 棗二枚 蓮肉七枚

팔물탕(-천궁작약) 인삼 백출 백복령 감초 당귀 숙지황 목단피 황기 산수유 두충 각4g 육계 부자 각2g 생강3쪽 대추2개 연자육7매. × 1.5배량 단 부자는 4g

임상심화처방

# 12. 양혈청화탕(변극)

소양인의 협심증, 피로, 기허, 족냉, 족저냉통, 등열감, 등시림, 정충, 상열, 다한, 구건

## 양혈청화탕(변극)

문ㅇㅇ 여 74세 소양인 155cm 64kg
부산시 영도구 청학동

### ■ 용모

피부가 검으며, 발음이 또렷하다.

### ■ 과정

이웃에 거주하는 절친이 하지무력과 피부질환으로 효과를 보아, 친구의 권유로 전화 통화로 한약을 짓게 되었다.

### ■ 주증상

1. 협심증이 있다. 조형시술을 했는데도 가슴이 조이는 감이 있다.
2. 고혈압과 고지혈이 있다.
3. 당뇨가 있다.
4. 항상 피로하고,
5. 기운이 없다.
6. 족저 냉통이 있다.
7. 족냉이 심하다.

## ■ 부수증상

8. 요통이 있다.
9. 슬통이 있다. 한쪽은 인공관절 수술했다.
10. 정충증이 있다.
11. 상열감이 잦다.
12. 종아리에 전근이 잦다.
13. 땀이 많다.
14. 입이 자주 마른다.
15. 등에 열감이 있고 시린 감도 있다.

## ■ 참고증상

16. 더위를 탄다.
17. 선풍기. 에어컨 바람을 좋아한다.
18. 냉물을 선호한다.
19. 손과 몸은 따뜻하다.
20. 육식은 거의 안 한다.
21. 소화력도 좋고 식사도 잘 한다.
22. 허기가 잦다.
23. 대변은 매일 1회 본다.
24. 잠은 잘 잔다.

## ■ 참고

25. 협심증, 고혈압, 고지혈, 당뇨 약을 복용중이다.
26. 한 쪽 무릎은 인공관절 수술을 했다.

■ **변증**

주호소는 가슴이 답답하고 조이는 협심증이다. 이는 동맥경화 등으로 심장의 관상동맥이 좁아져서 오는 증상이 많다. 이럴 땐 병원에서 MRI, CT, X-ray 검사를 해보면 당장 영상을 통해서 알 수가 있다. 이미 관상동맥의 조형술 시술을 한 것이나 평소 고혈압 고지혈이 있어왔다는 것을 보면 협심증은 동맥경화로 온 것이 분명해 보인다.

또는 오랫동안 신경을 많이 쓰거나 스트레스를 받거나 울화가 있는 경우에도 가슴 답답이나 가슴 조이는 협심증 증상이 나타나는 경우가 많다. 이럴 땐 증상은 같으나 원인이 전혀 달라서  여러 영상촬영 검사를 해도 나타나지 않아 진단명이 나오지 않는 경우가 대부분이고 병원에서도 마땅한 치료방법이 없는 경우가 많다.

■ **치법**

열이 많은 소양인이라면 순환이 원활하여 이러한 동맥경화형 협심증은 잘 나타나지 않는 경향이 강하다. 그러나 고지혈 고혈압 등이 겸해있는 것을 보면 74세의 고령이다 보니 노화로 인해 동맥경화로 인한 협심증으로 볼 수밖에 없었다. 치법은 열실한 소양인에게 적합한 긴장을 풀어주는 해기와 활혈 거어를 겸하는 방법을 찾아보기로 하였다.

■ **처방구상**

방약합편과 동의보감에서 가슴답답하고 조이는 협심증에는 정기천향탕, 가미온담탕, 교감단, 우황청심원, 신계향소산, 분심기음, 가미귀비탕(새로보는 방약합편 목차 참조) 등이 있다. 이들 처방은 스트레스를 받거나 울화로 인한 협심증에 적합한 처방이라 제외하였다.

열성을 띠고. 소화력이 좋은 소양인에 적합한 처방에 처음엔 혈부축어탕을 생각하다가 그도 아닌 것 같아서 경악전서나 사상방을 찾아봐도 마땅한 처방이 없었다. 결국은 기성한의서가 아닌 경험방 중 태암경험방 변극경험방 임상지남을 뒤지면서 살펴보다가 변극경험방에서 양혈청화탕을 발견하였다.

■ **투약1**

열감이 많은 소양인의 음허증으로 나타난 협심증을 비롯한 여러 형태의 복합증상들이 기에 변극경험방집 중에서 소화력이 좋은 경우에 적합한, 사물탕과 냉성 약재가 포함된 양혈청화탕을, 효력증대를 위해 1.5배량으로 한 뒤 20첩 45p. 120cc로 달여 주었다.

■ **경과1**

3개월 뒤 확인하니 그 약 복용 뒤부터

1. 가슴이 조이는 감이 없어졌다.
2. 족냉이 사라지고, 족저통도 함께 소실되었다.
3. 피로와 기운이 없는 증상이 격감했다.
4. 등의 열감과, 등시림이 모두 소실되었다.
5. 구건이 소실되었다.
6. 정충과 상열증도 소실되었다.
7. 땀이 나는 것도 좀 줄었다.
8. 허기가 지는 것은 확인하지 못했다.

■ **과정2**

이번에는 오미크론 후유증으로 축농증이 발생해서 12월 달부터 7개월 동안 병원 치료를 했지만 일진일퇴하면서 낫지 않고 있다. 왜 치료가 안되는 지 물어보니 알레르기성 비염이라 치료가 어렵다고 한다. 또 다시 한약을 짓게 되었다.

■ **주증상2**

1. 콧물이 누렇다. 혹 흰색일 때도 있다.
2. 후비루가 심하다.
3. 후비루로 잠을 설치기도 한다.
4. 당뇨 수치가 널뛰기를 한다.

■ **투약 2**

다열자이며 알레르기 비염에 많은 효과를 본 양격산화탕(사상방)과 형방패독산 (사상방)을 합방하고 열실한 사람의 심한 후비루라 과루인 1돈을 더한 뒤 1.5배량으로 20첩 45p 120cc 로 한 제를 달여 주었다.

**※ 민족 의학 자산**
한약업사 고령자 채록사업
경남 김해시 주촌면
신천당 한약방
최효영 선생
2023.09.07. 입력 이종대

**투약내역**

변극경험방집 양혈청화탕1.5배량 20첩 15일분 45p 120cc 일 3회 복용

**※양혈청화탕**

갈근 2돈 당귀 백작약 주초. 생지황 주초. 맥문동 지모 각1돈 황련 천궁 각 8푼 천화분 7푼 연자육 박하 감초 각5푼 오매 3개.

*치 협심증 당뇨.

**※양격산화탕**(사상방)

생지황 인동 연교 각2돈 치자 박하 지모 석고 형개 방풍 각1돈.

*치 상소 전후풍급 순종지경증

**※형방패독산**(사상방)

시호 전호 강활 독활 형개 방풍. 적복령 생지황 지골피 차전자 각1돈.

* 치 두통 한열왕래 태양증 소양증 홀연유토 간 2일 학발일 예전용지한 20첩 연복 2첩.

## 고령자 채록사업단

### 한의사

안경모 정인모 김정희 이지혜 전정헌 김동관 이필환 황남주
이정구 이언희 장성환

### 한약사

심규영 조완석 이승민 박주호 민후식 백운기 이윤호 윤제용
정연홍 허성원 김귀선

### 한약업사

한장훈 이종대 김정회 이홍신 김법정 최효영

### 한의대생

이소민 동의 본4년 김희주 대구 본4년 정자연 경희 본4년

## 고령자 채록사업 후원단

### 대한 한약협회 전승 후원단

한장훈 이종대 최효영 손순성 이석화 이태화 이홍신 이종금

### 통합방제 한의학회 후원단

안경모 정인모 안준석 김정희 이언희 장성환 전정헌 김동관
신승인 전덕봉 서지영 이필환 유명석 정성욱 이지혜 구원모

### 태극임상 한약학회 후원단

이윤호 김귀선 박주호 허성원 윤제용 백운기 이승민 정연홍
이건호 백무경 강신열 이상헌 심규영

### 미국통합의학연구원 후원단

마이클리 이정근 린다리

### 경희사이버대학교 한방건강관리학과 채록단

# 고령자채록사업에 도움주신 분들

| 기부자_한약업사 | 금액 | 기타 |
|---|---|---|
| 한장훈 | 200,000 | 충북청주_감초당한약방 |
| 이종대 | 1,500,000 | 경기안양_할아버지한약방 |
| 최효영 | 300,000 | 경남김해_신천당한약방 |
| 손순성 | 300,000 | 인천심곡동_성제한약방 |
| 이석화 | 50,000 | 경기수원_삼대한약방 |
| 이태화 | 300,000 | 경남창원_대국한약방 |
| 이홍신 | 100,000 | 전북전주_생생한약방 |
| 이종금 | 100,000 | 충남 청양-삼대한약방 |

| 기부자_한의사 | 금액 | 기타 |
|---|---|---|
| 안경모 | 600,000 | 서울강남_소잠한의원 |
| 정인모 | 300,000 | 서울강북_정인한의원 |
| 이지혜 | 100,000 | 충북청주_후한의원 |
| 김정희 | 100,000 | 부산해운대_풀의우주한의원 |

| 기부자_한의사 | 금액 | 기타 |
|---|---|---|
| 이언희 | 200,000 | 경기안양_이언희한의원 |
| 대한통합방제한의학회 | 500,000 | 통합방제 한의학회원 일동 |
| 장성환 | 300,000 | 울산_파인힐한방병원 |
| 전정헌 | 100,000 | 서울마포_메디람한방병원 |
| 김동관 | 300,000 | 부산진구_약수한의원 |
| 신승인 | 500,000 | 서울동작_평제한의원 |
| 안준석 | 500,000 | 서울영등포_안준석한의원 |
| 전덕봉 | 1,000,000 | 서울홍제_할아버지한의원 |
| 서지영 | 300,000 | 부산해운대_경세민한의원 |
| 이필환 | 100,000 | 부산시 연제_호랑한의원 |
| 유명석 | 500,000 | 서울영등포_대명한의원 |
| 구원모 | 100,000 | 서울영등포_대명한의원 |
| 정성욱 | 50,000 | 경기도안양_한의사. 휴직중 |

| 기부자_미국한의사 | 금액 | 기타 |
|---|---|---|
| AIMI | 300,000 | 미국통합의학연구소장 |
| 이정근 | 100,000 | 미국남가주_한의대교수 |
| 린다리 | 100,000 | 미국한의사. 현 한국 예산 |

| 기부자_한약사 | 금액 | 기타 |
|---|---|---|
| 이윤호 | 300,000 | 경기고양_경희참한약국 |
| 김귀선 | 200,000 | 경기안양_할아버지한약방 |
| 태극한약학회 | 300,000 | 태극한약학회원 일동 |
| 박주호 | 50,000 | 경기안양_할아버지한약방 |
| 허성원 | 50,000 | 경기남양주_명원한약국 |
| 윤제용 | 50,000 | 서울노량진_합격약국 |
| 백운기 | 50,000 | 대전_햇살가득한약국 |
| 이승민 | 50,000 | 충북청주_한약국 |
| 정연홍 | 100,000 | 서울동대문_경희다정한약국 |
| 이건호 | 100,000 | 서울동대문_경희대 교수실 |
| 백무경 | 200,000 | 강원원주_한방병원 이사장 |
| 강신열 | 200,000 | 경기수원_광혜원한약국 |
| 이상헌 | 50,000 | 대구시_한약사 |
| 심규영 | 50,000 | 경기안양_할아버지한약방 |

민족 의학 자산

**한약업사 고령자 경험방 채록집** 3호

최효영 선생 특집 **치험사례 64편**

인쇄 / 2023년 12월 22일
발행 / 2023년 12월 29일

**편집인** 한약업사 고령자 경험방 채록사업단
**발행인** 김정찬
**발행처** 도서출판 정담
**주소** 서울특별시 송파구 송이로17길 50-27
(가락동 13-10) 2층
**전화** 02-443-2791
**팩스** 02-430-7370
**홈페이지** www.jdb.co.kr
**등록** 제 22-135호

**정가** 35,000원
**ISBN** 978-89-8085-877-4